宝宝0~3岁
Baby care
妈妈护理全知道

耿秀荣◎编著

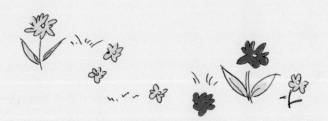

广东旅游出版社
GUANGDONG TRAVEL & TOURISM PRESS
悦读书·悦旅行·悦享人生

中国·广州

图书在版编目(CIP)数据

宝宝0~3岁,妈妈护理全知道 / 耿秀荣编著. — 广州:广东旅游出版社,2015.8
ISBN 978-7-5570-0084-4

Ⅰ. ①宝… Ⅱ. ①耿… Ⅲ. ①婴幼儿-护理-基本知识 Ⅳ. ①R174

中国版本图书馆CIP数据核字(2015)第098772号

出 版 人:刘志松
策划编辑:高 玲
责任编辑:王湘庭 袁静琴
封面设计:谢晓丹
内文设计:张红霞
责任校对:李瑞苑
责任技编:刘振华

宝宝0~3岁,妈妈护理全知道
BAOBAO0-3SUI MAMAHULI QUANZHIDAO

出版发行:广东旅游出版社
地址:广州市天河区五山路483号华南农业大学公共管理学院14号楼3楼
邮编:510642
邮购电话:020-87348243
广东旅游出版社网站:www.tourpress.cn
深圳市希望印务有限公司印刷
(深圳市坂田吉华路505号大丹工业园二楼)
开本:720毫米×990毫米 1/16
印张:17
字数:138千字
版次:2015年8月第1版
印次:2015年8月第1次印刷
定价:25.00元

出版说明

出版本书是我们久而强烈的一个愿望，这个愿望传导着我们对每一个新生命的尊重和对天下年轻父母们的真挚祝福——平安之福，聪健之美。

我们诚挚的敬约，使一位育婴专家宝贵的临床经验生成了一个个富有感情的文字。我们深知，随着科学技术的日益发展，婴幼儿护理科学在今天有了很大的进步。以往有过丰富怀孕、生产、育婴经验的妈咪与婆婆们的体验知识仍在传播使用，但是尚有许多婴幼儿护理的有关问题，新妈咪们总是希望身边有专家顾问随时可以咨询和给予正确地指导。本书作者是育儿研究领域知名的育婴专家。作者的专业眼光为本书奠定了科学性和权威性的良好基础，更为本书增添了严谨的专业精神和实用的临床价值。作者既是著名的育婴专家，又是一位细致入微、极具生活情致的知性女士，多年来有坐诊写日记的良好习惯。她以贴心的日记方式，为这高尚的职业生活留下了宝贵的经验总结，叙述并科学讲解了很多宝贵的孕产护理实用知识。这使本书更加具有实用性和可读性。

这正是本书的特点之一。以临床记事为体裁的写作手法比较新颖，在此类图书中也不多见。本书所述案例丰富真实，语言细腻亲切，有很强的"悦读感"；内容十分精细周到，涉及婴幼儿护理的各个方面，是新妈咪的生育智囊、健康顾问。不仅有严谨的专业精神和有效的指导价值，同时也有很强的人文价值，它区别于目前市场上常见的一般资料汇编型的同类图书。细读本书，育婴期许多需要注意的护理问题可以得到专家给出的具体指导。从这个意义上说，该书必将成为年轻父母所青睐的必备实用手册。

出版者

2010年5月

目录

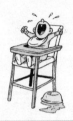

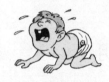

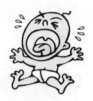
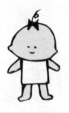

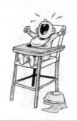
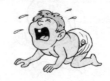

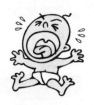
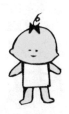

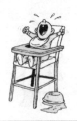
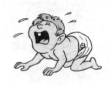

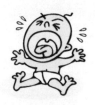
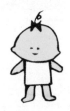

育儿前的准备

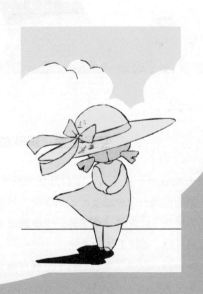

第一节　开始做父母

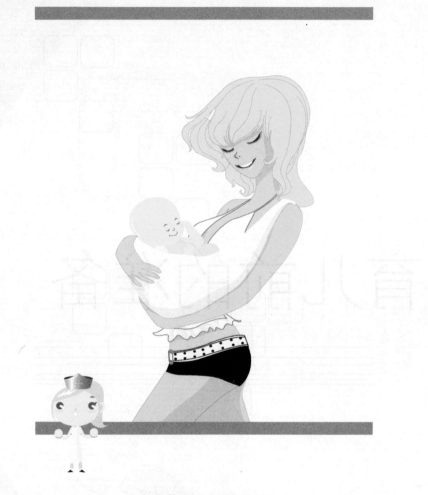

宝宝优秀，妈咪成就

　　当爱情的结晶开始在肚子里孕育，即将升级为妈咪，心里自然非常开心！但是，如何才能做一个好妈咪，如何成为一个有成就感的妈咪呢？检验方法只有一个，那就要看宝宝是否健康、是否聪明、是否优秀了。怎样才能培养一个既健康又聪明的优秀宝宝呢？这是年轻的"菜鸟"级妈咪为之最感兴趣、谈论不休的话题。

　　经过漫长的十月怀胎，忍受了撕心裂肺的分娩疼痛之后，听到可爱的宝宝降生时的第一声啼哭，做了母亲的喜悦涌上心头：盼啊盼，终于当妈咪了！

然而，分娩的痛苦尚未隐去，你就要面临着给襁褓中那个粉嘟嘟的小宝贝喂奶的重任。细心地托起宝宝幼小的身躯，把乳头轻轻地放进他的小嘴，立即感觉到吸吮的力量，一种无以名状的温馨与满足丰裕了你的心扉。当你第一眼看到宝宝时，裹在花布襁褓里伸胳膊蹬腿的小家伙，像花苞一样娇嫩可爱，用一双亮晶晶的小眼睛好奇地注视着这五彩缤纷的世界。你的双手都不知道该怎样抱他才好，生怕弄疼了他。宝宝的小嘴左右寻找，可爱得像一只嗷嗷待哺的小鸟。

　　当你从医院回到家，先前的新鲜感和喜悦会被他的"闹腾"所代替。哎呀，养大一个小宝宝还真的不容易。小家伙白天睡觉，晚上咿咿呀呀玩个不停，你也只好耐着性子陪着，虽说很辛苦，但苦中有乐，心甘情愿。

　　孕育和分娩的洗礼，使每一位妈咪的身心都发生了巨大的变化，喜悦的同时也倍感疲惫。作为新一代"80后"的新妈咪，自己从小是在蜜罐里长大的，自从荣升为妈咪后，对宝宝的成长教育格外重视，无论是从喂养到护理，从培养兴趣到养成习惯，都是煞费苦心。产后应该怎样带好那个小嫩芽似的宝贝？怎样找回昔日曼妙的身姿和那份自信？怎样补充营养和能量？怎样当好这个责任重大的妈咪？这都是新妈咪最关心的问题。如何面对这些问题，在我们的这本书里，你一定会找到答案。

　　初为人母，让你体会到了人生的不易，更让你懂得了母爱的伟大！让你尝到了为人母除了享受天伦之乐外，更增添了一份责任和义务。

新爸爸上任了

　　当你听到产房里的护士抱着一个宝宝走出来说："某某的家属，过来看你的宝宝。"感觉是心里悬着的一块石头一下子掉了下来。看到皮肤又白又光滑，还在用口吸吮着手指的宝宝时，你意识到自己升级成为爸爸了，一阵幸福的暖流流遍全身！当你起身来到宝宝床前，看着宝贝娇嫩的脸蛋，心里就痒痒，忍不住抱起来亲亲小宝贝，呵呵……这就是当新爸爸的感觉。

　　你也许会在宝宝出生的第一个晚上忙着照顾产后的妈咪，没顾上和宝宝聊天。第二天晚上，你也许会躺在宝宝身边，一直傻傻地看着他，和宝宝轻轻地说话。你会仔细琢磨宝宝的表情，看看宝宝是像爸爸还是妈咪的神态。宝宝虽然睡着了，可小家伙的面部表情很丰富，一会儿"吧嗒"几下嘴，伸个懒腰；一会又小嘴一抿，似笑非笑。你仔细观察着，琢磨宝宝每个表情的意义：哪个表示他要吃了，哪个表示他要"嗯嗯"了。看着看着，你似乎已经听懂了宝宝的"语言"。

　　小宝贝出生后，由你这个新爸爸来照顾他的吃喝拉撒，说实话，真是挺累的！几天下来，换尿不湿，擦小屁屁，打开水，喂奶粉，还有老婆一天N顿点心等等，各种琐事你可算都学遍了，并且轻车熟路。你甚至感到惊奇的是，这些琐事以前你一点都不会，居然在这几天里就从"菜鸟"级格升为"骨灰"级，真是"奔四"速度。这是你作为一个父亲感觉最棒、最骄傲的时刻！怀胎十月是一个漫长的过程，经过漫长地等待，只有当这一刻的到来，你才体会到这种很真实很幸福的感觉。

　　照料小宝宝的吃喝拉撒睡是说起来容易，做起来难。"犯错"的经历可能让新手爸爸产生畏难或受挫心理。"笨"点不要紧，没有谁天生就会做爸爸的，要给自己信心，权当自己是"单位里新来的实习生"——实习生一般是热情有余，经验不足。没事，多练习几次，动作一熟悉，经验就多了。

　　照顾宝宝很辛苦，这不只是妈咪一个人的事，新爸爸不管工作和应酬有多么的繁忙，都要合理地安排好时间，替妻子分担一份养护的艰辛，尽到一个好爸爸的责任。

　　宝宝的诞生给家庭带来了快乐和活力。当你第一次将小宝宝抱在怀里，你分明感到了肩头多了一份沉甸甸的责任。从此，你生命的重心将更多地转向了这个小宝宝，你会心甘情愿地为宝宝操劳，为宝宝付出，为宝宝牺牲休息娱乐的时间和空间……同时，宝宝的出现成了你和妻子感情的"催化剂"，你会发现你们彼此之间更加默契，感情也更加深厚了。

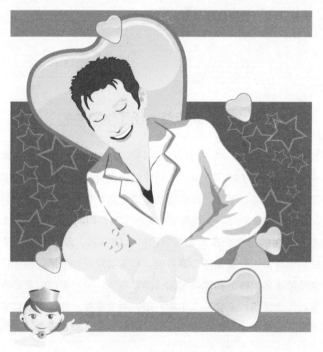

第二节 属于新宝宝的东西

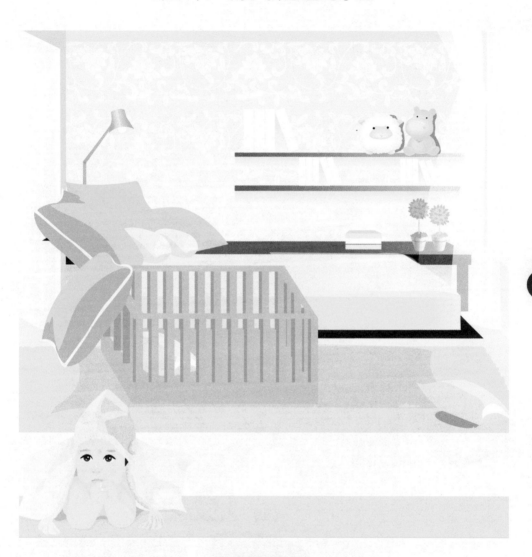

婴儿室的布置

　　现在，新建的房子大都有一间小房间给宝宝当婴儿房。传统的育儿方法是让宝宝与爸爸、妈妈同床，直至学龄前才分开。事实上，要想培养宝宝的独立性和创造性，就应该从小给宝宝一个独立的房间。

　　安全性是婴儿房需考虑的重点之一。由于宝宝正处于活泼好动、好奇心强的阶段，容易发

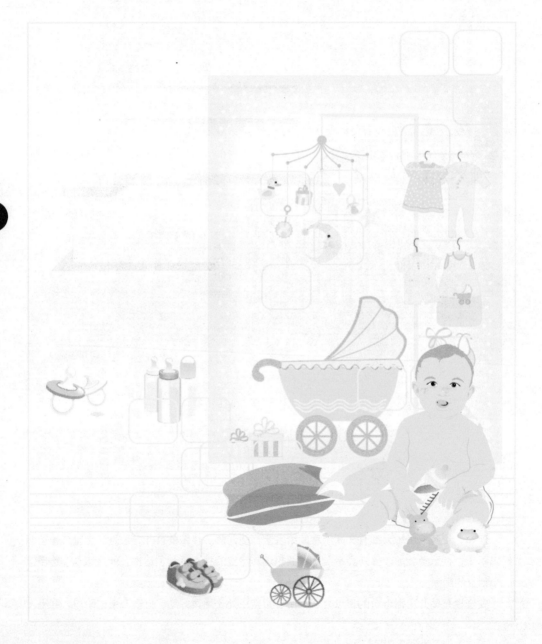

生意外，在设计时必须处处费心。如在窗户设护栏要尽量避免棱角的出现，应采用圆弧收边；床、衣柜和储物柜等家具最好使用天然松木，还要注意观察家具边缘有无锐利的棱角，避免宝宝不小心碰撞造成伤害；色彩鲜亮的人工板材家具要注意必须有环保检测报告；家具尽可能选择组合性高的，方便随时重新调整空间。

婴儿床应该是独立的，这样有利于婴儿的成长与自我意识。头北脚南的位置特别适合初生婴儿。婴儿床切不能靠近电源，可放在没有门窗的那一方，紧贴墙面摆放。这样一是可避免婴儿床翻动，二是可避免宝宝掉到床和墙的夹缝中。

至于地板装饰，最好选择实木地板，慎选人造板材。耐磨且富有质感的软木地面也是不错的选择。

对于刚刚出生的宝宝来说，不宜过分讲究装饰和摆设。因为这样会增加有害气体的含量，不够环保，应该遵循化繁为简的原则。墙面建议采用环保型织物墙纸作装饰，并且易于清洗。纺织用品如房间的窗帘、新买的衣物、布艺家具、布制玩具等等，也要注意认真挑选，尽量选择那些环保无污染的材质。

婴儿房光线充足、明亮，能让房间显得温暖，有安全感，有助于消除孩童独处时的恐惧感。婴儿房的全面照明度一定要比成年人房间高，一般可采取整体与局部两种方式布设。当宝宝游戏玩耍时，以整体灯光照明；宝宝看图画书时，可选择局部可调光台灯来加强照明，以取得最佳亮度。此外，还可以在宝宝居室内安装一盏低瓦数的夜明灯，或者在其他灯具上安装调节器，方便照顾宝宝。

婴儿的房间颜色以浅淡、柔和为宜，特别是淡蓝色，对宝宝的中枢神经系统有良好的镇定作用。粉红、鹅黄等色比较好，不应采用黑、白、灰等色调，配色可采用艳丽的色块，也可通过颜色鲜艳的玩具、家具和配饰来调节。

婴儿用品的选购

在宝宝出生之前，应该及早准备购买宝宝的生活用品，不然，万一早产就手忙脚乱了。

喂养用品：奶锅1个，奶瓶2～3个（2个大的，1个小的），奶嘴3个，奶瓶刷1个，锅1个（煮奶瓶奶嘴用），水果刀1把，小勺2把，带盖小碗2个。

衣着用品：衬衣6套，棉衣2套，软帽1顶，袜子6双。如果宝宝是在冬天出生，就要准备毛衣4件，马甲和毛衣各2件，羊毛袜子6双。尿布20～30块，小码纸尿裤2包（20或30片一包都可）。

床及床上用品：床最好买可移动、栅栏较高的小床，也可以准备一个摇篮，其好处是有益于宝宝发育。被子 2 床（不要太厚），规格为 1 米×1 米。褥子 2 床，夹被或毛毯 1 条，毛巾被 2 条，小棉垫 3～5 块（每块棉垫长 0.3 米，宽 0.25 米）。新生儿可不需枕头，出生 3 个月后可用枕头，但不能太高太硬。热水袋（冷天新生儿不容易保持正常体温，要用热水袋保暖，但要注意不要烫伤宝宝）。

新生儿的衣服宜选用白色或浅颜色、不脱色而轻柔的棉质品为好，要做得宽大舒适些，有利于四肢活动。衣服式样以斜襟式最为实用（俗称和尚装），袖口要光滑，以免纱线绕手。棉的被褥最好是 0.8 米×0.8 米、1 米×1 米方形，准备 2～3 条，以便随时更换。根据季节的不同，应有单被、夹被、棉被和薄绒毯等。此外还可以备一个睡袋，供户外睡眠使用及防止夜间踢被。

盥洗用品：澡盆 1 个，小盆 2 个（洗脸、洗屁股各 1 个），大浴巾 1 条，小方毛巾 6 条，婴儿沐浴露 1 瓶，痱子粉 1 盒，婴儿粉扑（宝宝洗澡后，可扑在皮肤皱褶处，以防褶烂）1 块，水温表 1 支。

新生儿常用医疗用品：体温表。以肛表为主，可试肛温和腋下温度。

新生儿必备药品：消毒纱布 5～10 块，绷带 1 卷，橡皮膏 1 小盒，消毒棉签 2 包，75% 酒精 1 小瓶，2% 碘酒 1 小瓶（处理脐部及一般伤口），鞣酸软膏 1 盒（处理及预防臀红）。

宝宝长得快，很多用品过了几个月就必须淘汰。比如内衣，够穿就行，随着宝宝长大和季节变化而随时购买，不必一下子买太多，不然会造成浪费，并且占用家居空间。

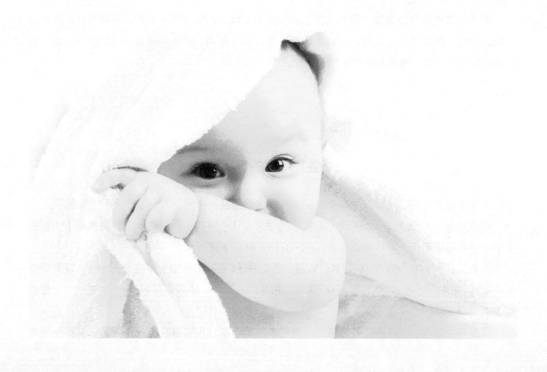

2

母乳喂养

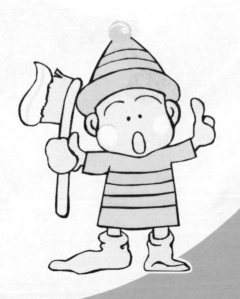

第一节 母乳对宝宝的作用

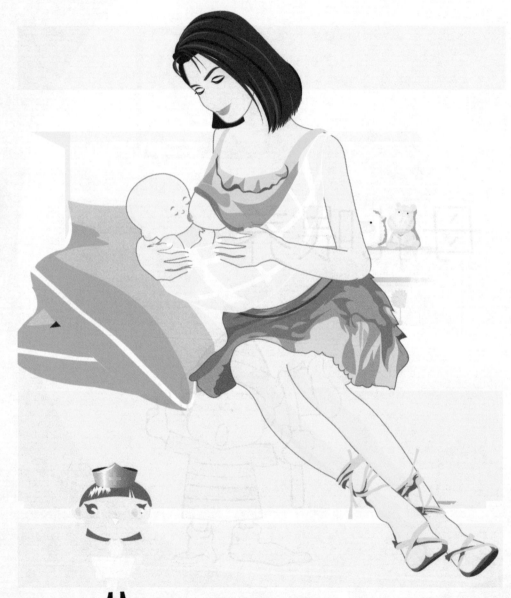

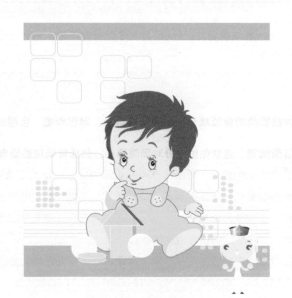

母乳：婴儿的最佳营养

〖妈咪问询〗

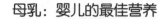

徐女士到诊所咨询：自己已经怀孕20周，因为母亲生自己时乳汁不多，现在有点担心自己分娩后乳汁也不多，想知道能否用奶粉代替母乳喂养宝宝。

〖询情解答〗

如果母乳不足，可以用奶粉作为补充，但是不能完全用奶粉代替母乳。因为母乳是婴儿的天然营养品和最理想的食物，具有其他营养品所不具备的优点：母乳最符合婴儿的营养需要，又易于消化吸收，一个足月产婴儿，在生后4～6个月以前，单靠母乳便可获得所需要的全部营养素，并能保证最佳的生长发育。

母乳可分为初乳（产后12天）、过渡乳（产后13～30天）、成熟乳（产后1～9个月）和晚乳（10个月以上）。新生儿消化能力比较差，需要热能较少，这时妈咪的初乳比较稀薄，含脂肪量较少，蛋白质较多，而且大部分为球蛋白，既适合新生儿的消化能力和营养需要，又可把妈咪的抗体带给新生儿，以增强新生儿的抗病能力。随着宝宝逐渐长大，消化能力逐渐增强，乳量增多，乳汁也会变浓，脂肪成分增加，这是其他乳类所不能比拟的。

母乳能够增强婴儿的免疫力

〖妈咪问询〗

　　杨女士到诊所咨询：表妹的女儿已经4个月大了，母乳不足，导致宝宝不时生病。请问这是由于母乳不足引起的吗？

〖询情解答〗

　　母乳中含有多种抗感染的免疫成分，如免疫球蛋白、淋巴细胞、巨噬细胞、粒细胞、乳铁蛋白、双歧因子、溶菌酶等。这些免疫成分对预防感染，包括胃肠道感染有很大好处。

　　实践证明，母乳喂养的婴幼儿上呼吸道感染和腹泻的发生率较人工哺乳婴幼儿的发生率明显减少。母乳不仅能供给婴幼儿丰富的营养，更重要的是还能向婴幼儿提供抵御外来病原微生物侵袭的能力，这是人工喂养无法相比的。另外，还因为在人工哺乳中缺少上述免疫因素，加上人工喂养时需加热，一些活性物质会遭受破坏。

　　母乳分泌不足，可以看保健医生，从饮食上调理，吃一些促进母乳分泌的食物。

22

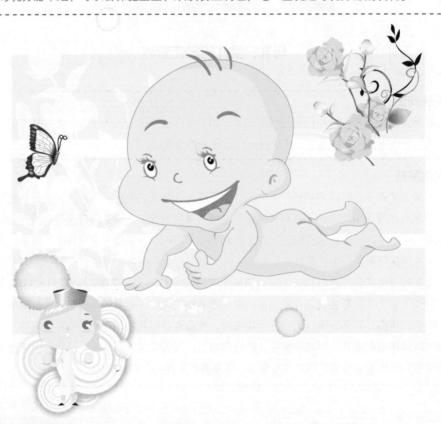

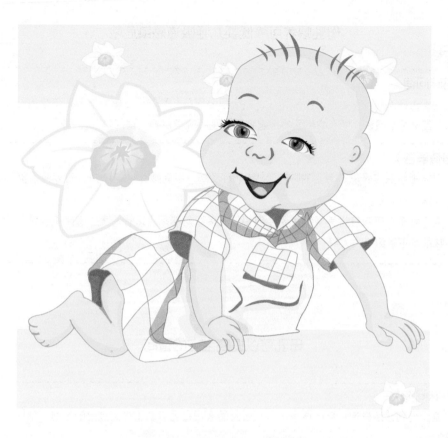

母乳喂养有利于婴儿骨骼发育

〖妈咪问询〗

宋女士到诊所咨询：自己怀孕30周了，听说宝宝出生后要补钙。请问母乳中的钙与其他钙产品有什么差别？

〖询情解答〗

人的脸部骨骼发育与哺育母乳的时间长短有关，从来没有吃过母乳的人脸部的发育最差；只吃过3个月母乳的人比完全没有吃过的人好一些。吃母乳的时间越长，脸形发育得越好。

母乳中的钙质最容易吸收，因此吃母乳的宝宝骨骼发育较好。而好的容貌与骨骼的发育有很大的关系，因为骨骼的发育决定脸形及体形。那些窄小而紧缩的脸、拥挤的牙齿、凸起的前额、极短的下巴、圆的肩膀、凹陷的胸部，都是钙质吸收不足所造成的，严重影响一个人的外貌。而且现在的饮食大多是精制的食物，也容易造成宝宝牙床畸形、牙齿过于拥挤。

母乳喂养可降低婴儿呼吸道感染危险

〖妈咪问询〗

刘女士到诊所咨询：自己刚刚怀孕，由于担心用母乳喂养后会影响体形，不想用母乳喂养宝宝；但又听亲戚说，没有吃母乳的宝宝容易发生呼吸道感染。请问是这样吗？

〖询情解答〗

宝宝出生后接受母乳为主的喂养至少6个月及部分母乳喂养至12个月，可以降低婴儿期呼吸道疾病的患病率。

宝宝健康与妈咪身材美观都重要，但相信大多数妈咪都会选择前者。宝宝健康是无价的，当妈咪的可不能因小失大呀！

母乳可以提高宝宝的智商

〖妈咪问询〗

温女士到诊所咨询：自己准备怀孕，听女同事说母乳有助于提高宝宝的智商。请问这是真的吗？

〖询情解答〗

妈咪的乳汁是保证宝宝健康的最佳食品，它可以增强免疫力，并有极丰富的营养。据最新研究，母乳甚至可以提高宝宝智商。研究发现，母乳中含有对脑发育有特别作用的牛磺酸，这是一种宝宝必需的氨基酸，其含量是牛奶的10～30倍。因此，再也没有比母乳更好的天然智力食品了。

同时，母乳喂养过程本身也是对宝宝大脑的良性刺激，母子肌肤相亲的种种交流是用奶瓶人工喂养难以比拟的。实际上母乳喂养是开发宝宝感知、激发其人类独有的感情和高级神经中枢的综合活动，对促进宝宝智力发育的作用不可替代。

第二节　母乳喂养最佳育儿方案

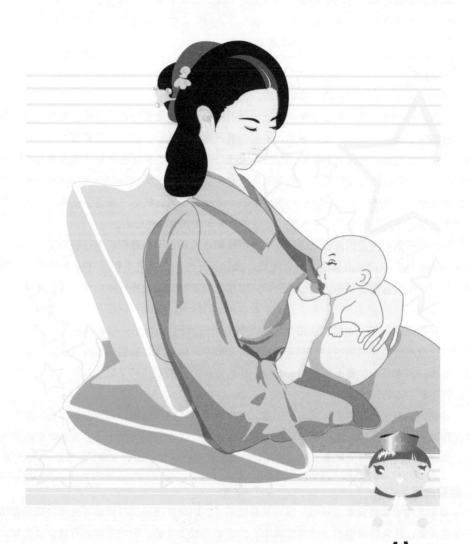

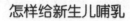

怎样给新生儿哺乳

【妈咪问询】

　　符女士到诊所咨询：自己怀孕已经32周了，对于以后怎样给宝宝喂奶自己一所无知。请问应该怎样给宝宝喂奶？

妈咪们都有这样的经历：刚出生的宝宝吃一会儿奶就睡着了，以为他吃饱了，放下没一会儿，他又会哭着要吃。妈咪们好像每天都在不停地喂奶。由于妈咪刚生完宝宝身体虚弱，而且又是第一次养宝宝，不会抱，每次喂奶都很辛苦。

〖护理方法〗

刚刚做妈咪，应学会正确的喂奶方法。

首先，每次哺乳前应给宝宝更换清洁干燥的尿布，妈咪先洗净双手，再用温开水洗奶头。喂奶时妈咪姿势要舒适，以减轻疲劳，抱起宝宝面朝妈咪侧卧，嘴及下颌紧靠乳房。妈咪用食指和中指夹住乳房，将乳头及乳晕完全送入宝宝口中。注意不要让乳房堵住宝宝鼻孔，以免影响呼吸。宝宝吸吮动作缓慢有力，妈咪的乳汁会大量涌出，此时妈咪可用手指夹紧乳晕，控制乳汁流出量，或暂停一会，以防引起宝宝呛咳。最初的哺乳，妈咪一般是坐在床上，用几个枕头支着背部，一只手把宝宝抱在怀里，让他的头高于身体的其他部位。

妈咪会看到，宝宝的两颌张得很大，整个嘴都被乳房占满，颊部肌肉在努力工作，两只小耳朵随之在动。不用担心新生儿不会吃奶，找奶头是他们天生的本能。在出生10天内，喂奶前只要妈咪把宝宝的脸颊靠近自己的身体，宝宝就会本能地转向妈咪的乳房，找乳头吮吸。有的妈咪在喂奶时，宝宝的吮吸会使另一个乳房渗出乳汁来，这时可以用一个乳垫或奶套放在乳头上，接住乳汁。每次喂奶时间每侧乳房可喂5~15分钟。因为母乳排乳反射至少3分钟，在5分钟内排空75%，10分钟内排空90%。每次喂奶应吸空双侧乳房，吸空一侧再吸空另一侧。每次哺乳时间15~20分钟，最长不超过30分钟。因为较长时间的喂奶可使新生儿养成吃奶缓慢的习惯，也不利促进乳汁分泌。

吃奶对于新生儿来说是件很辛苦的事，每次吃奶虽然时间很短，但也会弄得他筋疲力尽，累得睡着了。对于这种现象，妈咪们可以这样来解决：一次喂饱再放下他。宝宝吃奶吃得睡着了，妈咪可以通过挠他的耳朵、脚心等比较敏感的部位让他重新醒过来继续吃奶，直到吃饱。

〖温馨提示〗

新生儿的吞咽协调能力不强，很容易就呛奶了。妈咪在喂奶的时候最好先用中指和食指分开压住乳晕，让乳汁缓慢地流进宝宝嘴中，这样就可减少呛奶。喂奶完毕，可将宝宝竖起，轻拍其背部以吐出空气，然后要将宝宝侧卧，以防溢奶后吸入气管。

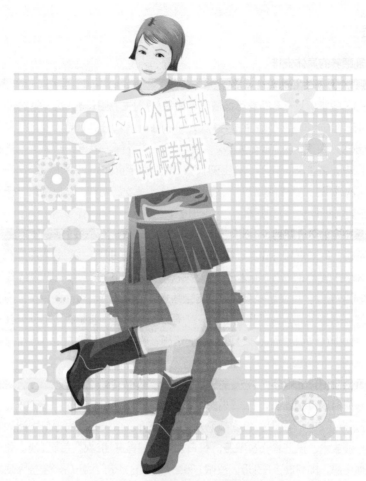

1～12个月宝宝的母乳喂养安排

〖妈咪问询〗

罗女士到诊所咨询：自己怀孕已经22周，对于以后给宝宝喂母乳时应该注意些什么很不了解。特别是宝宝在一周岁前，每个月的成长变化大，应该怎样喂养才比较理想？

〖询情解答〗

在宝宝生命初始的几天，妈咪会奉献上初乳，这看上去黄黄、稠稠的液体**蕴藏**着无比的能量——丰富的抗体，让新生的宝宝有足够的能量抵御外来诸多疾病的侵扰。之后，初乳转变为成熟乳汁，这里面的各种营养物质配比非常合适，极易被宝宝吸收，且不会造成消化不良。更重要的是母乳中还含有丰富的DHA，对促进宝宝的智力成长至关重要。

〖护理方法〗

1～12个月母乳喂养的具体安排

从初生到1个月新生儿的母乳喂养

出生1～3天的新生儿母乳喂养可按需哺乳或每4小时左右喂母乳1次，每次喂10～15分钟；4～14天的新生儿每4小时喂母乳1次，每次喂15～20分钟，每次喂30～90毫升；15～30天的新生儿每隔3小时喂母乳1次，每次15～20分钟。喂母乳时间可安排在早上6时、9时、12时，下午3时、6时，晚上9时、12时，后半夜3时。每次喂母乳70～100毫升。白天在两次喂母乳中间可喂温开水或淡糖水1次，每次25毫升。从出生第15天起服浓缩鱼肝油滴剂，每日1次，每次1滴。

1～2个月宝宝的母乳喂养

母乳充足时，每3小时喂奶1次，每日喂7次，上午6时、9时、12时，下午3时、6时，晚上9时、12时。每次喂70～150毫升。两次喂母乳中间喂温开水45毫升或鲜榨橙子汁（按1:1兑水）35毫升，可交替喂服。如果宝宝睡觉不安静，有饥饿啼哭，在1个月后5天内体重没增加150～200克，说明母乳不足，就需添加牛奶，一般是在下午4时至6时另加喂1次牛奶，或将晚上9时喂母乳改为喂牛奶。这样，晚上12时母乳充足，宝宝可吃饱去睡觉。每日喂浓缩鱼肝油2次，每次1滴。

2～3个月宝宝的母乳喂养

此时期喂奶时间可稍延长，每3.5小时喂1次，每日6次：上午6时、9时30分，下午1时、4时30分，晚上8时、11时。每次喂奶75～100毫升。白天在两次喂奶中间加喂鲜榨橙子汁，并与淡盐水、温开水交替喂服。每日加服浓缩鱼肝油2次，每次1滴。如果母乳不足，应补加牛奶，即将晚上8时母乳改喂150毫升牛奶。加了牛奶后，宝宝大便次数增加。

3～4个月宝宝的母乳喂养

每隔3.5小时喂奶1次，每日6次。时间安排在上午6时、9时30分，下午1时、4时30分，晚上8时、11时30分。每次喂奶量90～180毫升。白天在两次喂奶中间交替喂温开水、鲜橙子汁，用量每次90毫升。每日喂浓缩鱼肝油2次，每次1滴。若母乳不足，应加喂牛奶。

4～5个月宝宝的母乳喂养

可每4小时喂奶1次，每日5次。时间安排在上午6时、10时，下午2时、6时，晚上10时。每次喂110～200毫升。浓缩鱼肝油每日2次，每次2滴。交替喂服温开水、水果汁、菜汤等，每次95毫升左右。生长发育正常的宝宝这个月吃得香、睡得着，如到吃奶时间还在睡，不必叫醒，可让他多睡一会儿，不必打乱他的生理规律。如果妈咪去上班，可将母乳改为上午、中午、晚上各1次，其他时间改喂牛奶。如果宝宝健康正常，可在喂奶中间喂肉汤、菜泥、水果泥。浓缩鱼肝油每日2次，每次2滴。另喂蛋黄1 / 6个（鸡蛋煮熟、剥壳，取出蛋黄，按量研磨成粉喂食），全日分次喂服。

5~6个月宝宝的母乳喂养

从第5个月起，宝宝白天睡眠比上月减少，一般上午睡1～2小时，下午睡2～3小时。夜晚甚至可一觉睡到天明。故应加强白天喂奶。每隔4小时喂奶1次，每日5次。时间安排：上午6时、10时，下午2时、6时，夜间10时。每次奶量120～220毫升。浓缩鱼肝油每日2次，每次2滴。白天交替喂温开水、果汁、菜汤，每次100毫升。如果宝宝见爸爸妈咪吃饭时伸出小手来，吧嗒嘴巴想吃东西，可以考虑给宝宝吃奶以外的食物，如煮烂的米粥、薯泥、鱼肉。可在中午12时和下午6时喂食，或爸爸妈咪吃饭时试喂一点果汁、菜汤等。浓缩鱼肝油每日2次，每次2滴。

6~7个月宝宝的母乳喂养

母乳喂养改为每日4次，上午6时，下午2时、6时，晚10时。上午10时喂粥、菜泥、蒸全蛋。温开水、果汁、菜汁等交替供给，每次110毫升。浓缩鱼肝油每日2次，每次2至3滴。

7~8个月宝宝的母乳喂养

每日喂母乳4次，时间同上个月。果汁、菜汤等每次供给120毫升。浓缩鱼肝油每日2次，每次3滴。另加肝泥、肉泥、核桃仁粥、芝麻粥、鸡汤。已长牙的宝宝可给面包片、饼干等吃。煮粥时不要大杂烩，先单样煮，让宝宝体会不同食物的味道。

8~9个月宝宝的母乳喂养

每日喂母乳3次。时间安排上午6时和下午2时、晚上10时。在上午10时及下午6时喂稠粥、菜泥、蒸蛋、面包片，还可加喂面条、点心。浓缩鱼肝油每日2次，每次3滴。

9~10个月宝宝的母乳喂养

每日喂母乳2次。喂辅食除上午10时和下午6时各喂1次外，另加下午2时喂1次(稠粥、菜泥、蒸蛋等)。鱼肝油每日2次，每次3滴。从这个月起，宝宝可吃蛋糕、馒头、面包、菜肉粥、清蒸鱼肉、肉松等。这时，爸爸妈咪要开始作断奶的准备，夜里不喂奶，尽量喂养辅食或者奶粉，可能宝宝哭闹，一般坚持几天就改过来了。

10~11个月宝宝的母乳喂养

每日喂母乳2次，即上午6时，晚上10时。在上午10时喂稠粥或菜肉粥一小碗，菜泥3汤匙，鸡蛋半个。下午2时喂牛奶、豆浆、面包等，6时喂面条、鸡蛋面片等。上午8时、下午3时喂新鲜水果。饮料可用温开水、骨头汤、肉汤等交替供给。鱼肝油每日2次，每次3滴。

11～12个月宝宝的母乳喂养

在这个时期要完全断奶。如果这时正值盛夏，断奶可提早或推迟一段时间。断奶最好在早春或晚秋。夏季断奶不易使宝宝适应饮食的变化，容易引起腹泻。断奶期间，对宝宝的饮食要特别小心照顾。可于上午6时喂牛奶、豆浆、奶粉等，10时喂面包、米粥、菜泥；下午2时喂面条肉汤、肉沫等，6时喂稠粥加菜泥、蛋黄泥、鱼肉；晚上10时喂牛奶。白天加喂温开水、果汁、水果等。浓缩鱼肝油每日2次，每次3滴。

〖温馨提示〗

每天有空多让宝宝晒晒太阳，如果是在夏季，则注意每次别晒太久，并且中午不能出去晒，以免中暑。

30

上班族妈咪如何坚持母乳喂养

〖妈咪问询〗

翁女士到诊所咨询：儿子出生已经两个半月，自己的产假即将到期，必须回原单位上班。上班期间应该怎样给宝宝喂母乳呢？

〖询情解答〗

许多妈咪在宝贝6个月或更早一点就会重返工作岗位，上班和母乳喂养成为两难问题。真是鱼与熊掌不能兼得吗？妈咪上班前1～2周就应开始作准备，这样可以让宝宝有一个适应过程，避免对母婴产生不利影响。在正常喂养后，挤出部分奶水，让宝宝学会用奶瓶吃奶。

〖护理方法〗

妈咪上班时，为保持乳汁分泌，以免胀奶、漏奶，在工作的间歇应坚持每3小时挤奶一次，并将挤出的奶存放在消过毒的杯子中，加盖后放冰箱中保存，下班后带回家，再存入冰箱，留给宝宝第二天吃。喂宝宝时，可取出适量母乳放在清洁的杯子里，在杯外用热水复温后即可喂哺宝宝。妈咪下班后应继续给宝宝哺乳。这样做既有利于妈咪分泌足够的乳汁，也保证了宝宝营养的摄入。只要妈咪有信心，掌握适当的方法，坚持哺乳，母乳喂养可坚持到宝宝1岁。如果你做到以上几点，就可以尽享哺育与工作的快乐了。

　　上班后仍要选择营养丰富的工作餐，多吃蔬菜，多喝水。注意不要喝含有酒精的饮料和咖啡、茶等。

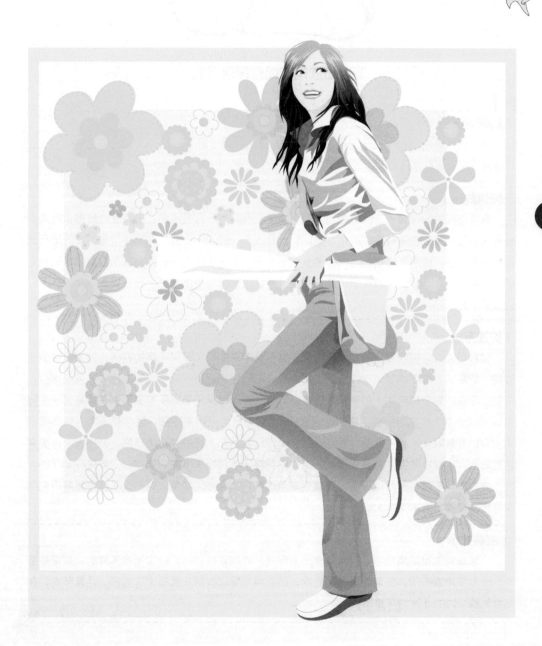

31

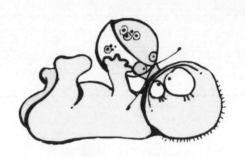

上班族妈咪如何保存母乳

〖妈咪问询〗

崔女士到诊所咨询：儿子已经3个半月，自己也开始上班了，儿子仍在吃母乳。请问自己应该怎样保存母乳才比较科学？

〖询情解答〗

有些年轻的妈咪由于工作等原因，白天经常没有时间给宝宝喂奶，需将乳汁挤出，待需要时再喂宝宝。那么在没有冷藏的条件下，乳汁存放多长时间不会变质呢？将挤出的乳汁进行检测和细菌培养，结果发现在19~26℃的室温条件下，2～4小时后乳汁中细菌数量均未明显增长，而在6小时之后细菌增长的速度便加快了。因此，母乳挤出来后，在室温下自然保存不宜超过6小时。

〖护理方法〗

储存母乳时，每次都得另用一个容器。储存挤下来的母乳要用干净的容器，如消毒过的塑胶筒、奶瓶等。冷藏奶要与冷冻室的奶水加在一起时，切记新加的要比原来已冷冻的奶水少，否则已冷冻的奶会被新加入的奶解冻。给装母乳的容器留点空隙，不要装得太满或把盖子盖得很紧，以防冷冻结冰而胀破。将母乳分成60~120毫升为一份来冷藏，这样便于家人或保姆根据宝宝的食量喂食，且不浪费，并且在每一小份母乳上贴上标签并记上日期。3~5天之内要食用的母乳可冰在冷藏室。若要保存久一点，则要存于冰箱冷冻室内，奶水一定要先冷却了才可放进去冷冻。不过，一般情况下，不建议采用这种方式保存，毕竟，时间久了，会影响母乳的新鲜度，宝宝如果常吃不大好。

〖温馨提示〗

一般母乳充足的情况下，用不着挤出来保存，可以直接挤掉，给宝宝喂新鲜的。如果是挤奶，尤其要注意手法，先用毛巾热敷乳房，然后用拇指和食指在乳晕上下方挤，注意节奏，使每根乳腺管内的乳汁均可挤出。

如何提高母乳的质和量

〖妈咪问询〗

　　牛女士到诊所咨询：怀孕已经29周，自己对于以后怎样喂养宝宝，怎样提高母乳的质量等方面的知识不大了解，特地前来咨询。

〖询情解答〗

　　母乳是宝宝唯一的食物来源，其质量与宝宝健康有直接的关系。因此，在提倡母乳喂养、促进婴幼儿生长发育方面不仅要注意母乳的量的多少，而且也应重视母乳的质。母乳的营养素含量与妈咪的营养状况密切相关。

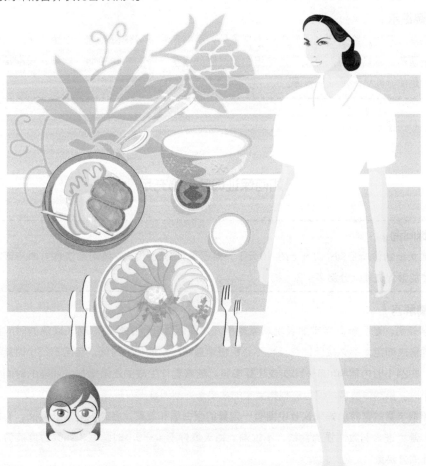

〖护理方法〗

注意营养，多吃营养丰富而且容易消化的食物，在充足热能的基础上，保证平衡膳食摄入。尽量早期吮吸，宝宝的有力吮吸能刺激乳母分泌生乳激素，促使乳汁分泌。最好在产后半小时内就喂母乳。一般说产妇往往处于高度疲劳的状态，需要在医务人员的帮助下尽早哺乳。

生活中乳母应注意一些生活的细节，以保证乳汁的质量。增加哺乳的次数，吮吸本身就能够反射性促进乳汁分泌。因此在满月前如果宝宝要吃就喂，等到乳汁稳定分泌后再进行定时喂奶。新生儿体重越轻，喂奶间隔的时间就应越短。两乳交替喂养可以使每一乳房中的乳汁都有机会被充分排空，从而使乳腺分泌更多的乳汁。如果开始时乳汁较多，一次不能喂尽，应将剩余的乳汁吸出或挤掉，以防乳汁积滞，影响乳腺的分泌，甚至诱发乳腺炎。

〖温馨提示〗

妈咪服药后，除了增加母乳中药物含量外，有些药物还可使母乳成分发生变化。比如妈咪服用避孕药、激素类药，可使乳汁中蛋白质、脂肪含量下降。妈咪抽烟、饮酒，长期接触有害物质，是使母乳出现污染的根源。

如何保证母乳分泌充足

〖妈咪问询〗

吴女士到诊所咨询：儿子出生40天了，自己乳汁分泌不多。请问在饮食方面应该吃些什么，才能够促进乳汁分泌多些？

〖询情解答〗

早开奶，勤吮吮。宝宝的吮吮刺激越早，越能促进乳汁的分泌。哺乳间隔的时间要根据宝宝的需求而定，不必按照钟点，也不必机械地遵守一定的哺乳时间。宝宝2~3小时就有哺乳要求，在24小时内需哺乳8~10次或还要多些。随着乳汁生成的逐渐增加，间隔的时间可变为3~4小时。虽然很费事，但也应根据宝宝的需要来逐渐调整出有规律的时间。

摄取丰富的营养。妈咪饮食中要有一定量的蛋白质和蔬菜，多吃一些流质食品，有足量的液体；避免进食刺激性强的食物，不饮酒。每天最好不少于9小时睡眠，如果过度疲劳，会降低乳汁的分泌量。

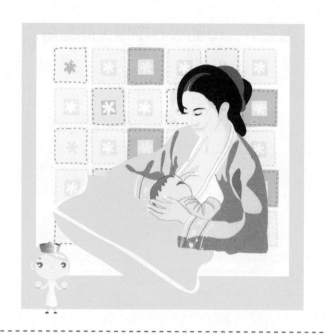

〖护理方法〗

妈咪们可选择以下催奶食品：

花生通草粥

花生仁50克，通草8克，王不留行14克，大米50克。先将王不留行熬水去渣留汁，与捣烂的花生仁及大米共煮成粥，待粥煮稠后，加入适量红糖即可。这款粥能健脾开胃、补血、通乳、通便。

猪蹄通草汤

猪蹄两只，通草15克。加水1500毫升，煮烂后吃肉喝汤，每日2剂，连服3～5日。可通乳、活血、强身。

芝麻猪蹄汤

黑芝麻250克炒熟研末，用猪蹄汤送服。

鲜虾汤

新鲜大虾100克，剪去须足，加通草6克煮汤，加黄酒20毫升。吃虾喝汤。

〖温馨提示〗

有些妈咪本来奶量充足，可是因生气或伤心哭泣等，就会使奶量明显减少甚至停止泌乳。精神状态和情绪可影响体内某些激素的分泌，从而影响泌乳。因此哺乳期间应保持心情愉快、思绪平静，这些都是乳汁分泌畅通的重要条件。

第三节　母乳喂养中常见问题解答

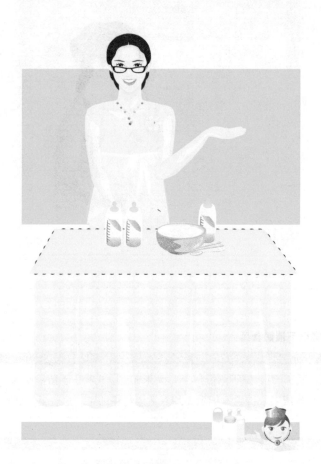

如何配制治疗奶

【妈咪问询】

　　金女士抱着4个月大的宝宝问诊，自述宝宝最近有点消化不良，自己的奶水不够，在喂养上应该怎样做。

【询情解答】

　　宝宝随着月龄增加，身体不断发育，需要及时添加辅食；当他们患了消化不良或肠炎等疾病时，又需要对饮食作相应调整。这时可对牛奶作一些处理，配制成"治疗奶"，帮助治疗疾病。

〖 护理方法 〗

蛋黄奶 适用于给宝宝添加辅食或佝偻病患儿。蛋黄应逐渐增加，开始1 / 4个蛋黄，直到1个蛋黄为止。

制法：将鸡蛋带壳水煮，待熟后取出蛋黄，按照需要量用羹匙压成粉糊状，加入熟牛奶中，即成蛋黄奶。

稀释奶 适用于消化不良或腹泻的宝宝。由于产热量低，服用时间不宜超过5天，以免造成营养不良。

制法：将牛奶1份，水2份，混合煮沸，每100毫升加糖5克；或用5克大米煮成100毫升米汤，然后取米汤代替开水，再按上述方法配制。

混合奶 营养丰富，适用于营养不良或急性病发热后的患儿。

制法：煮沸牛奶100毫升，加蛋黄1个，米汤50毫升，再加食糖7.5克。

厚奶 厚奶黏稠，可用于呕吐的宝宝，也可用于添加3～4个月宝宝的辅食。

制法：将牛奶煮沸后，在100毫升奶中加3～10克奶糕糊或藕粉、面粉糊，再加5克食糖，搅匀即成。

蒸发奶 适用于早产儿、体重不足的宝宝及对牛奶过敏的宝宝。

制法：取1000毫升牛奶，煮沸后以文火长时间加热，并不断搅动，煮至500毫升，然后加入500毫升开水，煮成1000毫升，再加5～8克食糖即可。

37

〖 温馨提示 〗

每个宝宝的身体情况不同，提供的上述方法只作参考，具体操作还要视宝宝是否适应而定。刚开始时，可以调配少量食物喂养，如果适应，再继续喂养或者增加食量。

宝宝为什么会漾奶和吐奶

〖 妈咪问询 〗

宝宝50天了，妈咪与奶奶抱着前来问诊。宝宝两天来出现这样的情况：吃奶时奶水会漾出来，有时刚吃完奶就呕吐出来。这是什么原因呢？

〖 询情解答 〗

漾奶和吐奶是新生儿期常见的现象，漾奶更为常见。

生理原因：成人的胃好似悬垂的口袋，入口在上，出口在下，而新生儿的胃呈水平状态，其入口贲门较松弛，但出口的幽门括约肌却很紧，当喂奶过多或宝宝刚刚吃饱，妈咪就过多地翻动宝宝（如换尿布），常常会发生漾奶和吐奶现象。

喂养方法不得当：常见妈咪奶头过小或凹陷，或给宝宝吸假奶头，或用奶瓶喂奶时奶头未能充满奶水。这样宝宝在吸奶时吸入过多的空气，当喂饱后，随着宝宝打饱嗝时把奶水一起带出来。

〖护理方法〗

妈咪可将婴儿床一侧稍稍抬高，让宝宝右侧卧躺片刻，就会避免吐奶、漾奶的发生。

妈咪在孕期就要护理好乳房，及时将凹陷的奶头牵拉出来，以便宝宝吸奶时容易含着奶头；喂奶后将宝宝竖起来靠在妈咪胸前，轻轻拍背，待打过饱嗝后再使宝宝右侧躺在床上，就不易呕吐了。

〖温馨提示〗

如果采取以上处理方法后宝宝仍呕吐不止，就要带宝宝去医院检查，明确是否有胃扭转、幽门狭窄或其他神经系统的感染性疾病。

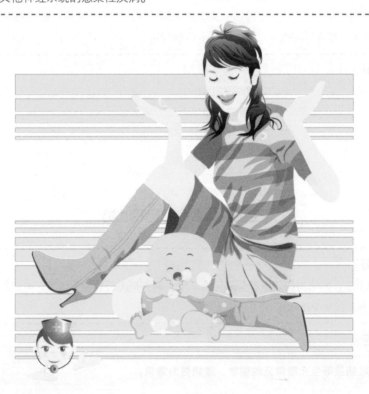

母乳不足怎么办

39

〖妈咪问询〗

爸爸和妈咪抱着43天大的宝宝到诊所问诊，主要是妈咪母乳不够。问应该怎样喂养宝宝，除了婴儿奶粉之外是否可以喂养其他代乳品。

〖询情解答〗

母乳不足还是要坚持喂母乳，可以同时用其他乳类或代乳品，采取人工喂养的方法来补充营养的需要，进行混合喂养。

〖护理方法〗

如母乳不是太少，就可以采用一次喂纯母乳，下次喂母乳后加喂一定量的代乳品的间隔喂法，或多吃几次母乳，而其他乳类或制品只喂 1～2 次。小月龄的宝宝可以先喂约10分钟的母乳，然后补喂一定量的鲜牛奶，这样既可吃完高营养价值的母乳，又补充了优质蛋白质的不足。如宝宝吃完母乳后不肯再吃乳类食品，而母乳在间隔一次不哺喂后奶量还够吃一次时，就可以采取一顿纯吃母乳，下一顿完全喂牛奶或其他代乳食品的间隔喂法。个别宝宝如吃母乳后不肯吃其他乳类或代乳品，而母乳又不够吃饱一顿时，就只好采取先吃牛奶后吃母乳的办法。也可根据妈咪工作情况或其他原因，安排早、晚吃母乳，增喂 1～2 次乳类或其他代乳食品。

〖温馨提示〗

补充奶类或代乳品的用量，要根据母乳缺少的情况来定。可以先采取一定量试喂，如果宝宝能全吃完，可以再试加一些，只要吃后有饱的表现，而消化也正常就可以了，以后再根据月龄的增长适当调整用量。

早产儿应该怎样喂母乳

〖妈咪问询〗

罗先生到诊所问询，自述爱女7个半月早产，母婴平安，宝宝现已出生4天。问该怎样喂母乳。

〖询情解答〗

由于早产儿的各种生理功能可能不健全，所以一定要让宝宝吃母乳。这对早产儿来说是十

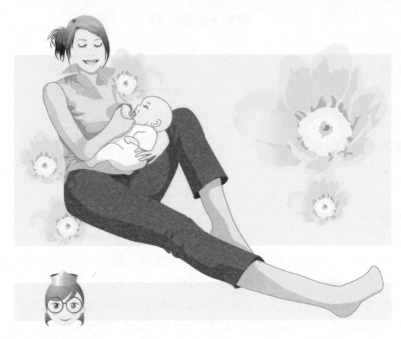

分重要的。早产儿的身体发育已经较足月的宝宝落后了，需要有一个奋起直追的过程，母乳喂养是这个过程的有力保证。

〖护理方法〗

第一，妈咪一定要有信心，相信自己的乳汁最适合喂养宝宝，要想办法让宝宝吃到母乳；

第二，尽可能地与早产儿接触，这样宝宝会有安全感；第三，对不能吸吮或吸吮力弱的宝宝，

妈咪要按时挤奶（至少每3小时挤一次），然后将挤出来的奶喂宝宝。

对于有吸吮能力的早产儿，可以直接地、尽早地让宝宝吸吮妈咪的乳头。喂奶时要注意正确的喂奶姿势，帮助宝宝含吸住乳头及乳晕的大部分。这样可有效地刺激泌乳反射，使宝宝能够较容易地吃到乳汁。

对于吸吮能力差的早产儿，应当把奶挤出来喂宝宝，可用滴管或小匙喂给宝宝。选用的滴管应到专门的医疗器械部门去购买，小匙应选用边缘钝的瓷匙较好。不管是选用滴管或瓷匙，都要将乳汁从早产儿的嘴边慢慢地喂入，切不可过于急躁而使乳汁吸入宝宝的气管中。

〖温馨提示〗

早产儿的吸吮力往往不足，每次的摄入量不会太多，所以要多给早产儿喂乳，一天应给早产儿喂12次左右。

宝宝腹泻该不该停喂母乳

〖 妈咪问询 〗

杨女士抱着5个月大的儿子来问诊，自述不知是什么原因，前一晚儿子有点腹泻，至问诊前已经腹泻2次。问这是什么原因引起的；另外，此前她的宝宝亦腹泻过3次。

〖 询情解答 〗

婴儿腹泻以夏季和秋季比较多见，其发病原因除胃肠道受细菌感染外，主要是由喂养不当，天气太热或突然受凉引起。如果未按时添加辅食或喂养不定时，一旦食物变化较多，宝宝肠道不能适应，就会引起消化不良而腹泻。

〖 护理方法 〗

宝宝患腹泻时要根据腹泻、呕吐、食欲和消化情况来确定饮食治疗方案。如果病情比较重，每日腹泻超过10次，并伴有呕吐现象，应暂时停喂辅食。但不需停喂母乳，因为母乳更容易吸收，可以保护宝宝的消化道，在腹泻营养流失的时候能更快地给宝宝补充营养，促进恢复。

〖 温馨提示 〗

腹泻时期，无论病情轻重，辅助食品应全部停止添加，至痊愈后再逐步恢复。

母乳性黄疸该怎样处理

〖 妈咪问询 〗

崔女士抱着10天大的男宝宝到诊所就诊，经检查，宝宝得了母乳性黄疸。这种情况是否可以继续喂养母乳？

〖 询情解答 〗

母乳性黄疸是新生儿常见黄疸之一，其病因迄今尚未有定论。

暂停母乳喂养3天，改为人工喂养，奶量按宝宝体重150毫升/千克计算。暂停母乳期间，应用吸奶器将母乳吸出，以保持乳汁充分分泌，待黄疸消退后继续母乳喂养。同时给予支持疗法：注意保暖，增加热量、营养，预防感染；鼓励乳母多次少量喂奶，增加患儿大便次数。严重者给予保肝、酶诱导剂等药物治疗。

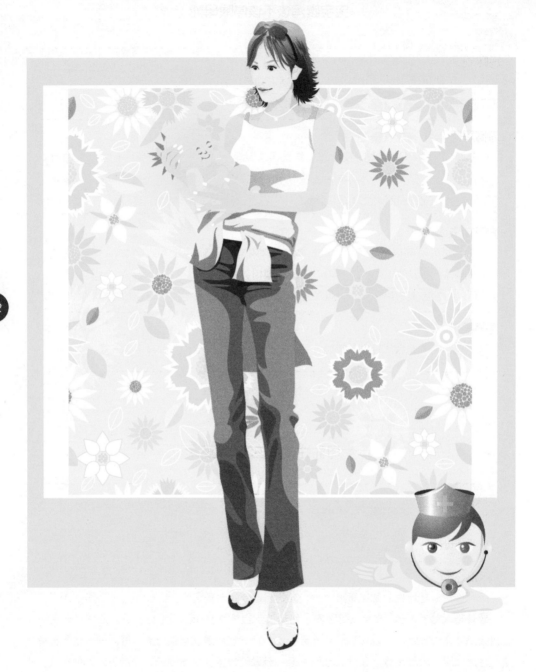

第四节 喂乳注意与禁忌

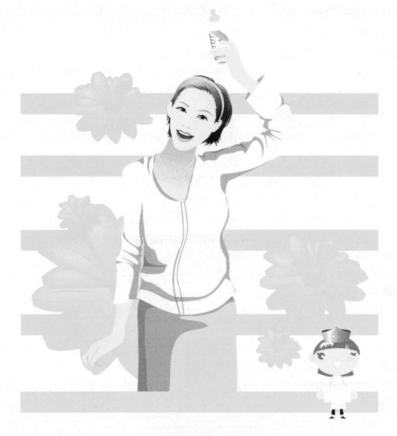

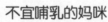

不宜哺乳的妈咪

〖妈咪问询〗

　　秦女士到诊所咨询：她的表妹结婚一年了，最近打算怀孕，但体检时发现血糖偏高一些。如果怀孕，她表妹以后可以给宝宝哺养母乳吗？

〖询情解答〗

　　建议她先控制好血糖之后再考虑怀孕，这样比较好。一般情况下，下列几种情况不宜进行母乳喂养。

　　妈咪患严重感冒或高烧时要暂时中止喂奶，等康复之后再喂。妈咪乳房患病，如乳头凹陷、乳头糜烂、乳腺炎等都不宜给宝宝喂奶。生下患乳糖血症或苯丙酮尿症患儿的妈咪，要立即停止用母乳及其他乳类制品喂养患儿，以免患儿智力受到损害。患急性感染的妈咪，在服用红霉素、氯霉素、磺胺等药物治疗期间，应停止给宝宝喂奶数天。为了避免回奶，应将乳汁吸出来倒掉，待病好后再继续哺乳。患有严重心脏病、慢性肾炎、糖尿病的妈咪，为避免病情加重，都不宜用自己的乳汁喂养宝宝。患有肝炎、结核病的妈咪不宜喂奶，以免传染宝宝。患精神病和癫痫病的妈咪，若在喂奶时发作，会对宝宝造成伤害，而且患病妈咪因为长期服用鲁米那、安定片等药物，而这些药物可随乳汁进入宝宝体内，引起宝宝嗜睡、虚脱、全身淤斑等等，因此也不宜喂宝宝。甲状腺机能亢进的妈咪，在服药期间也不要喂奶，以免引起宝宝甲状腺病变。服用避孕药或注射链霉素时也不宜让宝宝吃母乳。

不宜母乳喂养的妈咪，应该努力想办法医治自己的病患，尽快尽可能地满足宝宝的需要。

哺乳妈咪禁用的药物

〖妈咪问询〗

卢女士到诊所咨询：自己有点感冒，女儿才4个月大，还在吃母乳。这种情况哪些药不能吃？

〖询情解答〗

妈咪服用的药物和食物成分可以渗透到乳汁中，通过喂奶进入宝宝的体内，对婴幼儿发生作用，如抗癌药、抗精神病药、有放射性的药物、口服抗凝药、氯霉素等；能抑制乳汁分泌的

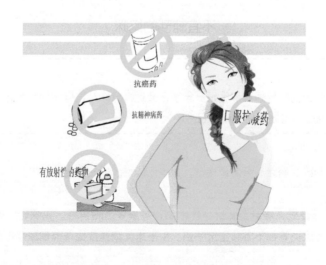

药物，如含雄性激素、雌激素的药物，阿托品类药物，利尿药，多巴胺类药物，过量输液或饮水，大量用B族维生素等；容易对乳儿产生不良影响的药物，乳母应尽量避免服用，如大量酒精、氨苄青霉素、青霉素G、磺胺类药物、庆大霉素、链霉素、四环素类、巴比妥类、苯妥英钠、抗甲状腺药物、阿司匹林、心得安类药物、安定类药物、骨化醇、雌激素、溴化物、喹诺酮类药物等。

　　尽管上面所列药物较多，但在众多药物中它们只占1%～2%，而且绝大多数是可以找到对乳母、乳儿均没有副作用的替代药物。总之，乳母不能随意用药，一定要在医生指导下用药。

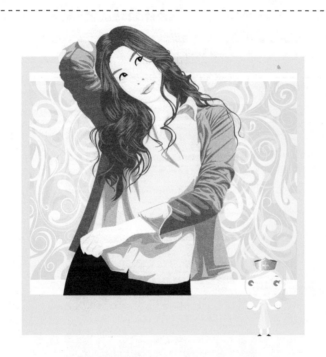

母乳喂养中的一些异常表现

〖 妈咪问询 〗

　　黎女士到诊所咨询：女儿已经4个月大，现在有吃母乳。不知是什么原因，最近宝宝有时会呕吐或者腹泻，会不会与自己有时吃隔餐的饭菜有关？

〖 询情解答 〗

　　有少数妈咪的乳汁中某些成分的变化，导致新生儿身体会出现一些异常表现或疾病。经过向黎女士了解，原来，她在日常生活中比较节俭，对于吃剩的饭菜舍不得倒掉，总是留着下一餐吃，甚至是第二天再吃。对于哺乳期的母婴来说，这都是不好的饮食习惯。吃剩饭剩菜，自然会给宝宝带来不好的影响。

母乳性腹泻多见于出生6个月以内的宝宝，大便每天2～9次。虽然有腹泻，但宝宝生长发育不受影响。发生腹泻的原因多与母乳中含有较多的前列腺素E2有关。此种腹泻往往随宝宝渐渐长大和添加辅食渐渐消失，不必停止喂奶。

母乳性青紫。此为乳母吃了大量不新鲜或煮后隔了几天的蔬菜，或吃了未腌透的泡菜。这样的食物中含有高浓度的亚硝酸盐，而亚硝酸盐进入乳汁中可使宝宝肢端皮肤、口唇青紫，头晕、心慌、恶心呕吐，一旦发现，应送医院治疗。

母乳性酒精中毒。当哺乳妈咪喝了较多含酒精饮料后，酒精被吸收后通过乳汁排出，新生儿吃了含酒精的母乳就会引起中毒。表现为皮肤潮红、烦躁不安，心率、脉搏加快，嗜睡等。应立即停喂母乳，喂大量水，加速酒精的排出。

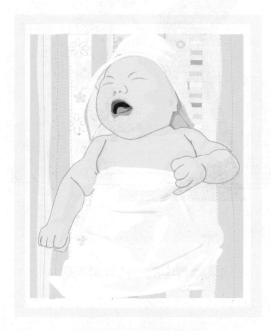

哪些宝宝不宜吃母乳

〖妈咪问询〗

伍女士到诊所咨询：自己打算怀孕，也了解到母乳喂养的重要性，但又听说有些宝宝不宜吃母乳。请问哪类宝宝不宜吃母乳？

〖询情解答〗

绝大多数宝宝都能用母乳喂养，只有极少数的患某种先天性疾病的宝宝不宜用母乳喂养。

如患苯丙酮尿症的宝宝，当确定宝宝患这种病时，应摄取低苯丙氨酸的饮食。虽然母乳中苯丙氨酸的含量较牛乳明显低，但患苯丙酮尿症的宝宝最好不吃母乳或仅吃少量母乳，而应摄入无苯丙氨酸的特制奶粉，或低苯丙氨酸的水解蛋白质，再辅以奶糕、米粉、蔬菜等，并应经常检测血中苯丙氨酸的浓度。

还有一种疾病叫乳糖不耐受症，是由于体内乳糖酶缺乏使乳糖不能消化吸收，表现为宝宝吃了母乳或牛乳后出现腹泻，而长期腹泻则会影响到宝宝的生长发育，并导致免疫力低下及反复感染。这时，宝宝也应暂停母乳或其他奶制品的喂养，代之以不含乳糖的配方奶粉或大豆配方奶。

哺乳期用药

〖妈咪问询〗

朱女士到诊所咨询：自己的表姐不喜欢看医生，每逢身体有小毛病，总是到大药房买药吃。现在自己的表姐正处在哺乳期，有点感冒，请问平时在吃药上应该注意些什么？

〖询情解答〗

哺乳期用药必须十分谨慎，一定要在医生的指导下，采取合理用药原则，否则将会对宝宝的身体造成更大的损害。

除了少数药物在哺乳期禁用外，其他药物在乳汁中的排泄量很少超过妈咪用药量的1%~2%，这个剂量不会损害宝宝的身体，对于服用安全的药不应该中断哺乳。

服用药物时，为了减少宝宝吸收药量，妈咪可在哺乳后马上服药，并尽可能推迟下次哺乳时间，至少要隔4小时，以便更多的药物排出妈咪体外，使乳汁中的药物浓度达到最低。

有些药物对宝宝是安全的，有的药物却会产生不良甚至非常严重的反应，如病理性黄疸、紫绀、耳聋、肝肾功能损害或呕吐等。因此，哺乳妈咪一定要慎重使用药物。正确的做法是需要用药时，应向医生说明自己正在喂奶，千万不能自己随意乱服药，否则后悔都来不及。

有些中药对产后的妈咪有滋阴养血、活血化淤的作用，可增强体质，促进子宫收缩和预防产褥感染。但有些中药会进入乳汁中，使乳汁变黄，或有回奶作用，如大黄、炒麦芽、逍遥散、薄荷等。

避孕药中含有睾丸酮、黄体酮以及雌激素类衍生物等，这些物质进入妈咪体内会抑制泌乳素生成，使乳汁分泌量下降。而且，避孕药物中的有效成分会随着乳汁进入宝宝体内，使男婴乳房变大及女婴阴道上皮增生。因此，哺乳的妈咪不宜采取药物避孕的方法。

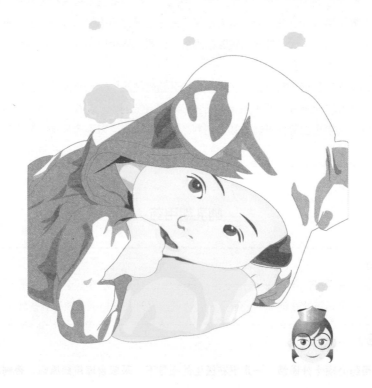

哺乳不会影响胸部曲线

〖妈咪问询〗

　　方女士到诊所咨询：自己已经怀孕8个月了，怀孕前自己的身材比较好，以后如果给宝宝哺母，是否会造成乳房下垂？

〖询情解答〗

　　哺乳是不会引起乳房下垂的，相反，哺乳能够促进母体催产素分泌，而催产素会增强乳房悬韧带的弹性。女性在妊娠时期乳房仍继续发育，乳房涨大后，如果护理不好是容易松弛的。孕妈咪应从怀孕开始就早早注意乳房的护理，使用宽带乳罩支撑乳房，同时注意按摩，或局部使用特殊油脂增加皮肤及皮下组织的弹性，这样就会减少发生乳房下垂的可能。另外，哺乳后乳房是否下垂也与哺乳前乳房的自身情况有关。只要护理得当，母乳喂养并不会改变体形。

　　乳房较大的女性为避免产后乳房下垂，在怀孕期间应该随着乳房的增大选择适当尺寸的胸衣，决不可不穿胸衣，不然容易下垂。产后也要随着乳房的缩小，换穿较小尺寸的胸衣，才足以提供适当的支撑。生产后最好能够喂哺母乳，一来母乳是宝宝最完美的营养品；二来经由哺乳也可避免乳房缩小太快，而减少乳房下垂的机会。

　　对于已经下垂的乳房，若只是轻微，可经由局部按摩及增强胸肌的运动来改善外观。

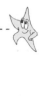

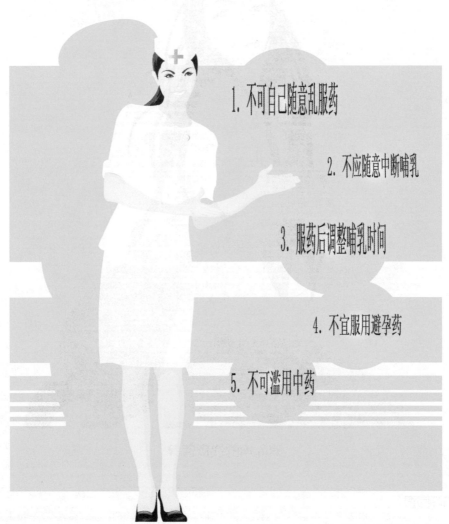

1. 不可自己随意乱服药

2. 不应随意中断哺乳

3. 服药后调整哺乳时间

4. 不宜服用避孕药

5. 不可滥用中药

第五节　哺乳期的饮食调理

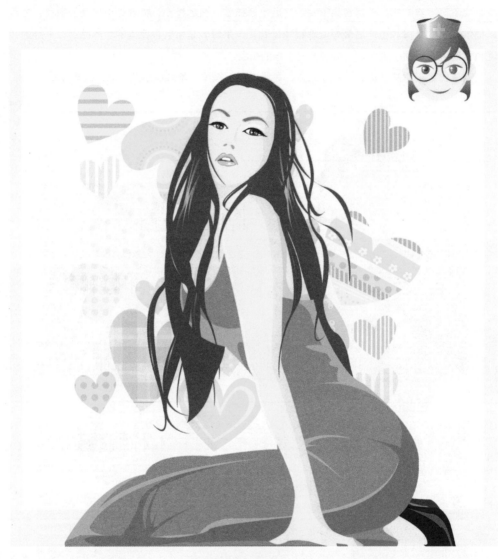

哺乳期的饮食营养

〖妈咪问询〗

　　金女士到诊所咨询：自己怀孕已经9个月，哺乳期在饮食方面应该加强哪方面营养的补充？

哺乳期的营养要求在质与量这两方面均高于妊娠中、晚期，在能量和蛋白质的供给上尤应注意。妈咪饮食中的热量、蛋白质、脂肪等摄入量高者，其乳汁的质量也高。孕期良好营养所产生的额外脂肪，可在泌乳期的头几个月用于产生乳汁。而产后的营养对泌乳更加重要。哺乳期产妇的营养要全面，除蛋白质、脂肪、糖类外，还需要有丰富的各种维生素及矿物质。由于分娩时产妇都有不同程度的失血，加上乳汁中需要相当量的钙质，所以哺乳期饮食适当补铁、钙很重要。维生素对于乳母和宝宝也很重要，母体从饮食中补充如维生素B$_1$、维生素B$_2$、维生素C和叶酸等可明显提高乳汁的质量。

哺乳期的每日食物构成

〖妈咪问询〗

丁女士到诊所咨询：儿子刚刚满月，在哺乳期自己应该吃哪些食物，才能起到均衡营养的目的？

〖询情解答〗

哺乳期的食物的选择极其重要，直接关系着母体健康和宝宝发育，其具体食物构成和数量是：

谷类食品400~500克。包括大米、小米、玉米面、其他杂粮和薯类等。

蔬菜类450~500克。以黄瓜、茼蒿、生菜、番茄、胡萝卜、花菜、萝卜等红绿色为主。

水果类200克。以橘子、苹果、香蕉、梨、西瓜、猕猴桃等时令水果为宜。

畜禽肉类150~200克。包括鸡肉、鹌鹑、鸭肉、牛肉、羊肉、猪精肉等。

鱼虾类50克。包括鲫鱼、鲢鱼、鳝鱼、带鱼、鲤鱼、对虾、河虾等。

蛋类150~200克。主要是鸡蛋、鸭蛋、鹌鹑蛋、鸽蛋，但要少吃咸蛋。鸡蛋一般每天3~4个，最多不宜超过6个。

奶类及奶制品250~350克。最好食用酸奶或鲜奶。

豆类及豆制品60~100克。包括豆奶、豆腐、豆浆、豆芽等。

油脂类20克。包括豆油、花生油、香油和少量动物脂肪。

哺乳期的每天膳食安排

〖妈咪问询〗

翁女士到诊所咨询：现在自己正处于哺乳期，对于每天应该怎样安排好饮食没有经验。请问有哪些哺乳期饮食安排可供自己参考？

〖询情解答〗

饮食安排一定要遵循科学的原则，注意营养需求与搭配；结合自身体质的实际状况，进行饮食调配。一般哺乳期可以参照下列食谱。

周一

早餐：红糖小米粥、馒头、鸡蛋、牛奶、拌海带丝

午餐：花卷、骨头汤面、酱牛肉、虾米烧白菜

加餐：番茄面汤加鸡蛋

晚餐：豆浆、米饭、红烧带鱼、肉片炒油菜

晚点：橘子

周二

早餐：馒头、酱鸡蛋、牛奶

午餐：米饭、香干马兰头、鲫鱼豆腐汤

加餐：肉丝青菜汤面

晚餐：米饭、红烧牛肉、豆苗蛋汤

晚点：草莓

周三

早餐：花卷、牛奶麦片粥、煮鸡蛋

午餐：米饭、红烧鱼、炒青菜、紫菜蛋汤

加餐：菜包、葡萄

晚餐：馒头、卤猪肝、烧茄子、冬瓜海带虾皮汤

加餐：苹果

周四

早餐：红豆稀饭、白菜包、牛奶鸡蛋

午餐：米饭、清蒸带鱼、海带小排汤、炒青菜

加餐：鸭梨

晚餐：双面发糕、炖蹄髈、炒荷兰豆

加餐：苹果

周五

早餐：葱油饼、煮鸡蛋、玉米粥、苹果

午餐：米饭、木耳烧豆腐、肉炒豆角

加餐：酸奶200克

晚餐：馒头、爆鸡杂、糖拌番茄、白菜虾皮、小米粥

晚点：橘子

周六

早餐：烧饼、馄饨、核桃粥

午餐：韭菜肉末包子、炒小白菜、西红柿豆腐鸡蛋汤

加餐：苹果

晚餐：米饭、香菇鸡汤炖豆腐、炒胡萝卜丝肉丝

加餐：酸奶150克、全麦面包30克

周日

早餐：红枣大米粥、椒盐卷、咸鸡蛋、拌黄瓜

午餐：米饭、香菇焖鸡、芝麻油菜、豌豆苗肉丝汤

加餐：面包、橘子

晚餐：玉米糁粥、葱油花卷、海米木耳烧菜心

加餐：牛奶

哺乳期食谱推荐

〖妈咪问询〗

蒙女士到诊所咨询：自己在哺养宝宝时乳汁分泌不多，请问吃哪些食物能促进乳汁分泌？

〖询情解答〗

促进乳汁分泌的食物不少，其中"猪蹄烩丝瓜"算是一款比较理想的食物。以下是具体制作方法。

原料：猪蹄1只，嫩丝瓜150克，红枣5枚，鹌鹑蛋6~8个，生姜10克，当归10克。

调料：花生油20克，绍酒3克，盐8克，胡椒粉少许。

制作方法：

1.将猪蹄去蹄甲，毛刮净，清洗后斩成块；丝瓜去皮、籽后洗净切条；生姜、当归切成片。

2.红枣洗干净；鹌鹑蛋开水煮熟后剥壳。

3.锅内加开水，放入猪蹄，用文火煮至八成熟。

4.锅内放油，下姜片炒香后猪蹄连汤一起下锅，加入红枣、当归、绍酒，待汤烧开，加入丝瓜煮6分钟，再加入鹌鹑蛋、盐、胡椒粉，煮3分钟即可。

猪蹄有很好的催乳和护肤美容作用；丝瓜能通经络、行血脉、通利肠胃、利尿消肿、解毒通便、生津止渴、润肌美容，加上极具功效的大枣和鹌鹑蛋，使此汤极具滋补作用，可补血通乳，治疗产后乳汁缺乏。另外，猪蹄煮的时间可稍长一点，以利于胶原蛋白的溶出，味道更好；也可根据个人喜好，不放胡椒粉。

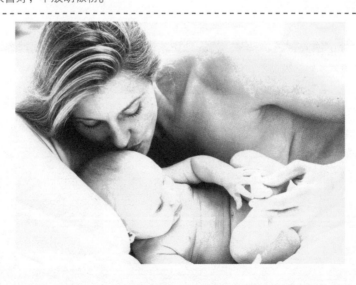

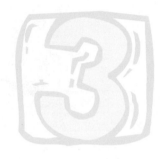

宝宝营养

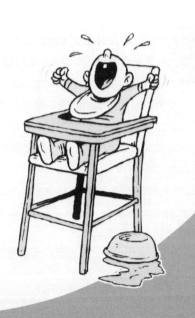

第一节　婴儿的营养调养方法

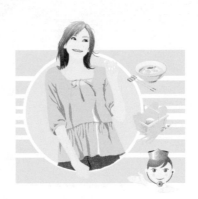

婴儿主要营养及摄入量

〖妈咪问询〗

顾女士到诊所咨询：自己准备怀孕，但对宝宝在补充营养方面的了解不多。请问在这方面应该注意些什么？

〖询情解答〗

婴儿期营养的补充比任何年龄阶段都更为重要，如果长期营养供应不足，不仅影响宝宝的健康状况，还可因此错过发育的最佳期，影响今后的健康。

婴儿蛋白质的需要量可按每人每日需要量计算。每人每日需要从蛋白质取得的热量比例为1岁以下婴儿应占15％以上。婴儿对脂肪的需要量也高于成人，每日每千克体重新生儿约需7克，2~3个月宝宝约需6克，6个月后的宝宝约需4克，以后随年龄增长而渐减至3~3.5克。

维生素与婴儿生长发育关系极为密切，其中最主要的、需要从饮食中补充的有脂溶性维生素A、D和水溶性维生素B、C等。

维生素A，包括动物食品中的维生素A及植物食品中的A原——胡萝卜素，其主要功能是促进生长发育，维持上皮组织正常结构与视觉功能。1周岁以内婴儿每日膳食中应含有维生素A_1200国际单位(或400微克视黄醇当量)。

维生素D，主要包括维生素D_2、D_3。人体皮肤内的7脱氢胆固醇，经阳光紫外线照射可形成维生素D。宝宝每日需维生素D10微克。

维生素B_1、B_2，B族维生素是促进婴儿生长发育的必需营养。合理喂养的婴儿，维生素PP（也称烟酸）一般不易缺乏。

维生素C，每100克母乳含2~6毫克维生素C，婴儿每日需要量为30毫克，故母乳喂养不易缺乏。牛乳煮沸后维生素C损失多，故用牛乳喂养的婴儿1~2个月起就可添加橘子汁、西瓜汁、山楂水、西红柿汁、菠菜汁、苹果泥、红枣泥等，以补充维生素C。

婴儿生长发育迅速，代谢旺盛，活动量大，热能需要多，水的需要量也大，每日每千克体重需100~150毫升。

周岁以内宝宝每日每千克体重需糖类25~50克，折合热能为420~840千焦耳，由碳水化合物供给的热能约占1日总热量的50％。

宝宝生长发育快，对铁的需要和利用相应要多。周岁以内宝宝每日需铁10~15毫克，乳类所含的铁远远不能满足宝宝的要求。4个月以后的宝宝应从食物中供给铁。足够的钙、磷能促进骨骼、牙齿的生长和坚硬。宝宝体内的钙约占体重的0.8％，至成年为1.5％，宝宝每日约需钙600毫克、磷400毫克。锌虽为微量元素，但参与很多重要的生理功能，与蛋白质、核酸及50多种酶的合成有关。婴儿期每日需锌3~5毫克，人乳中锌的含量高于牛乳，初乳含量尤高，鱼、肉、虾等动物性食物也含锌丰富，故一般母乳喂养的婴儿不易发生锌缺乏。

婴儿常见营养缺乏症

〖妈咪问询〗

佟女士到诊所咨询：自己刚当妈咪，对于怎样照顾宝宝没有经验，宝宝如果有某些小毛病，应该从哪些特征可以判断出来？

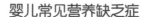

〖询情解答〗

生活中，用一些简单方法，如凭肉眼就能够判断宝宝营养状况怎样。

眼、口、腺体结膜苍白——贫血（如铁缺乏）；

结膜干燥、角膜干燥及软化——维生素A不足；

睑角炎——维生素B_2、维生素B_6不足；

口角炎、口角斑痕——维生素B_2、铁不足；

唇干裂——复合维生素B不足；

舌炎——烟酸、叶酸、B_2、B_{12}不足；

牙釉——氟过多；

龋齿——氟不足；

牙龈海绵状出血——维生素C不足；

面部鼻唇沟的脂溢性皮炎——维生素B₂不足；

皮肤干燥、毛囊角化——维生素A不足；

骨骼和颅骨软化、方颅，手脚镯症、前卤闭合晚，软骨、肋骨串球，"O"形腿——维生素D不足；

骨触痛——维生素C不足；

头、面、皮肤毛发无光泽，细疏色淡，易脱落——蛋白质不足；

皮肤因阳光、压力、创伤而致的对称性皮炎——烟酸不足；

皮肤出血或淤斑——维生素C不足；

阴囊、阴唇皮炎——维生素B₂不足；

全身性皮炎——锌和必需脂肪酸不足；

匙状指甲——铁不足；

皮下组织水肿——蛋白质不足；

皮下脂肪减少——食量、热量不足；

脂肪增加——热量过多；

甲状腺肿大——碘不足；

肌肉、骨骼肌肉量减少——热能及蛋白质不足。

当然，上述表现仅是营养缺乏病的可能原因，其他疾病也会有相同体征，要注意鉴别。如能结合体格增长速度和膳食调查，可能会更加确切。

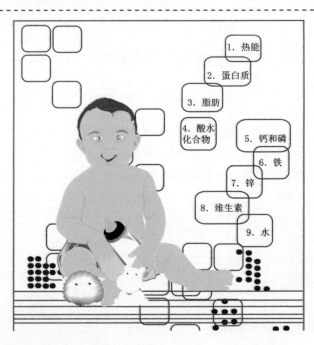

第二节　断奶及断奶期的母婴营养调理

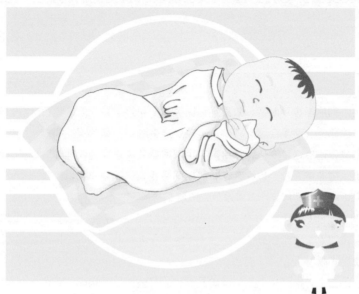

断奶的最佳时间

〖妈咪问询〗

　　麦女士到诊所咨询：女儿7个月大了，自己打算找工作上班。请问在什么时候给她断奶比较好？

〖询情解答〗

　　宝宝在8～11个月时断奶最好，因为这个月龄的宝宝已经完全可以吃一些简单易消化的食物了，像大米粥、小米粥等。

　　妈咪的奶水到了11个月之后，所含的营养成分已经远远供不上宝宝的生长发育所需，如果这个时候不断奶，宝宝只会对奶水有兴趣，而对别的食物不怎么喜爱了，时间长了会造成宝宝的营养不良。

　　断奶最好等宝宝身体健康状况良好时才进行，这样有利于断奶。

怎样有计划地给宝宝断奶

〖妈咪问询〗

陆女士到诊所咨询：因工作需要，近期必须给宝宝断奶。请问在断奶时应该注意哪些问题？

〖询情解答〗

有计划地、循序渐进地断奶，效果远远比突然断奶好。最佳方法是每隔两三天取消一顿母乳，这样妈咪的乳汁分泌量会逐渐减少，也较少产生胀奶不适状况；同时，妈咪也有足够的时间来观察宝宝是否适应这种变化，并给宝宝足够的额外关爱来替代哺乳时母子之间的亲密。有些宝宝的吸吮欲望非常强烈，也许会在断奶期间寻找奶头的替代物，比如拇指等，这时妈咪可以选择给宝宝奶瓶或者安抚奶嘴，满足他的吸吮需求。

给婴儿期宝宝断奶的实际操作方法，因宝宝的月龄和各人的实际情况不同而各异，小一些的宝宝需要过渡到配方奶以及奶瓶，将近1岁的宝宝如果已经学会用杯子喝水并正常进食辅食，则不必使用奶瓶。

对于较小的宝宝，断奶期最大的考虑是营养。每隔两三天用配方奶替代一次母乳，过了大约两个星期，宝宝就逐渐过渡到每天只吃一两次母乳。如果妈咪不着急完全断奶，可以继续这样哺喂两个星期，只要宝宝吃，妈咪就会有足够的奶喂他。

自然断奶的方法

〖妈咪问询〗

毛女士到诊所咨询：儿子已经8个月大了，现在打算给他断奶。据了解，断奶的方法有几种，如果选择自然断奶方法，在实际操作过程中应该怎样做？

〖询情解答〗

不要主动喂奶，但也不能拒绝。就是说，宝宝要吃奶就给他吃，没有要求就不要主动喂他。让宝宝有规律地吃饭喝水，避免饥渴，同时也要观察他需要吃奶的其他原因：如想和妈咪亲热，需要吸吮、安慰（当受伤、生病或难过的时候），因无所事事而感到无聊或者想入睡等等。试着改变宝宝的日程安排。有些宝宝会在固定时间、固定地点要求吃奶，改变这些原有的习惯，会有助于消除宝宝吃奶的要求。感觉宝宝想要吃奶时，提供其他替代物或者引开他的注

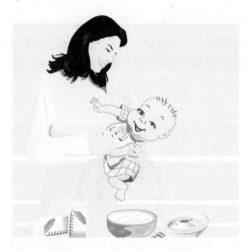

意力。最好在宝宝要求吃奶之前提供替代品，因为一旦他提出吃奶再给他替代品，会让他感到被拒绝。替代品应该是健康的零食，而不是糖果，比如小馒头等。另外，也可以把他带到一个有趣的场所，会进一步避开他对母乳的注意力。鼓励宝宝的爸爸或者其他亲友在断奶过程中积极配合，发挥作用，比如宝宝一般在临睡前或睡醒时要求吃奶，可以让其他人帮助他入睡或者起床穿衣。

断奶期的过渡饮食

【妈咪问询】

　　饶女士到诊所咨询：自己打算给女儿断奶，请问在断奶后应该怎样给宝宝准备食物？

【询情解答】

　　宝宝断奶的过程也是增加辅食的过程，这不仅可为宝宝增加营养，促进生长发育，而且可以慢慢改变宝宝的进食习惯，口味从单一变为多样。同时形态多样、味道各异的辅食还可以丰富宝宝的感觉，促进食欲，锻炼吞咽和咀嚼能力。这些都可以减少宝宝对母乳的兴趣，冲淡"母"、"恋乳"的浓厚心理。

　　进食方式上逐渐增加宝宝用杯子喝饮料、喝汤，用勺吃饭、吃菜的机会，淡化宝宝对吸吮的心理依赖。同时，增加爸爸和其他亲人喂食次数，增加宝宝对其他人的"新鲜感"。

　　大米含有较好的蛋白质，与小麦相比又较少引起过敏反应，故米制品应作为首选添加的辅食。从每日1～2勺开始，如无呕吐、腹泻、食欲不振等不良反应，可逐渐增量至每顿半小碗左右。自家用大米烧煮或买婴儿米粉或乳儿糕冲调都可以，最好选用强化钙、维生素及微量元素丰富的婴儿米粉，以避免宝宝发生贫血和佝偻病，保证宝宝的健康成长。

待宝宝习惯后，可试喂蔬菜泥、水果泥、蛋黄泥、鱼泥、肉泥等等，习惯一种食品后再试喂另一种。在添加过程中要注意观察宝宝的消化情况，如果没有出现异常，再逐渐增加。

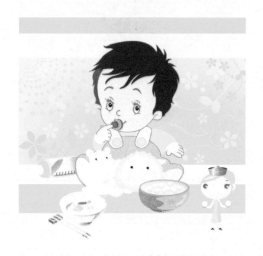

62

断奶期宝宝的饮食调配原则

〖妈咪问询〗

周女士到诊所咨询：表妹刚刚给宝宝断奶，请问应该怎样为宝宝调配饮食？

〖询情解答〗

由一种到多种，由少到多，由细到粗，由稀到稠，循序渐进。

从一种到多种。WHO（世界卫生组织）推荐单一谷类食物是婴儿理想的第一固体辅食，就是说，宝宝刚刚开始添加固体辅食时，应首选单一谷类的食物。单一谷类是指没有添加其他食物成分的纯米粉、麦粉或其他谷类。从少量到多量。指每一次给宝宝添加新的辅食时，都要从一两勺开始，等宝宝适应后再增大用量。例如刚刚添加蛋黄的时候，先从一小块开始，等宝宝适应这种食物后，逐渐添加到半个或一个蛋黄。一般来说，宝宝完全适应一种食物大约需要7天的时间。由细到粗，由稀到稠，指的是食物质地的问题。刚开始给宝宝添加的应是细嫩润滑的食物，便于宝宝吞咽、消化和吸收。当宝宝快出牙时，应添加一些稍粗硬、较稠的食物给宝宝咀嚼吞咽，同时锻炼舌头向各个方向运动的功能等进食技巧，以促进这些消化器官的功能发展。

断奶期宝宝的营养食谱推荐

〖妈咪问询〗

　　蔡女士到诊所咨询：9个月的儿子刚刚断奶，自己对调配辅食没有经验。请问有哪几款辅食比较适合婴儿？

〖询情解答〗

　　宝宝刚刚断奶，在饮食方面要特别注意。下列几款食谱适合断奶的宝宝。

鱼肉糊

用料：净鱼肉50克，鱼汤、精盐、淀粉各少许。

做法：

1．将鱼肉洗净切成2厘米大小的块，放入开水锅内，加入精盐煮熟。

2．除去鱼骨刺和皮，将鱼肉放入碗内研碎，再放入锅内加鱼汤煮，把淀粉用水调匀后倒入锅内，煮至糊状即成。

奶酪香蕉

用料：香蕉1/6根，酸奶酪10克，蜂蜜少许。

做法：

1．把香蕉剥去皮后放容器内，再用勺背研成糊状。

2．加酸奶酪混合均匀，再加入蜂蜜即可。

蔬菜粥

用料：葫芦瓜1个，芹菜末少许，麦片4汤匙，盐少许。

做法：

1．葫芦瓜去皮、去籽后刨成丝。

2．煮1锅水加入葫芦瓜煮至半熟，再加入麦片煮熟。

3．再加入芹菜末、盐，煮至熟透，熄火放凉后即可喂食。

第三节 强化食品与营养补充品的正确使用

营养强化食品的正确使用

〖妈咪问询〗

苏女士到诊所咨询：儿子已经7个半月大，现在开始给他添加辅食。请问在购买强化食品时选择哪些比较好？

〖询情解答〗

妈咪在为宝宝挑选强化食品时应遵循如下原则：

必须注意各种营养素的平衡。有些强化食品维生素及矿物质如供应过量，不仅对宝宝无益，反而会有损于其身体健康。营养强化剂的强化量不应超过生理需要，比如维生素A的日强化量为1000国际单位（评估维生素A、D两种营养素含量的计量单位），维生素D为400国际单位，钙日强化量为800毫克，铁为15毫克，锌为10毫克。强化量过大易发生慢性中毒，强化量过小又达不到强化的目的。强化食品中添加的营养素必须是宝宝确实缺乏的。如人工喂养的婴儿，其理想的乳类强化食物是维生素A、D强化奶，这可用B族维生素强化的面粉、面包补充婴幼儿的营养不足。宝宝究竟缺哪种营养应经过医生检查、确诊，然后再选用相应的强化食品，不然造成不可逆的后果就严重了。

营养补充品的正确使用

〖妈咪问询〗

龚女士到诊所咨询：女儿已经20个月大，亲戚买了一些营养补品送给女儿，想给女儿吃但又怕不适合她，不知该怎样处理这些营养补品？

〖询情解答〗

营养补充品和日常食品是两个不同的概念，绝对不能用营养补充品代替宝宝的日常食品。因为婴幼儿的生长发育所需的营养成分的主要来源应当是日常合理的膳食。目前市售的营养补充品多是以糖浆为基质的口服液，并且多数情况下其作用并不像产品宣传的那样好，由于大多数产品的含糖量过高，会破坏宝宝的胃口。

尽量不要选择调味过度或是过甜的产品，因为这些产品添加了很多与营养无关的调味品，只是为讨好宝宝的胃口。如果宝宝无法接受锭状或胶囊状营养品，可以磨碎后加在一般食物中，液体产品则可以分量加入开水或液态食品中。

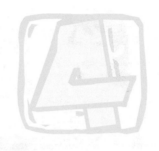

新生儿护养（1~2个月）

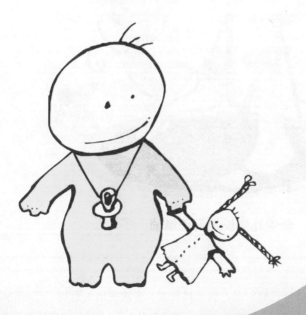

第一节　新生儿的发育指标

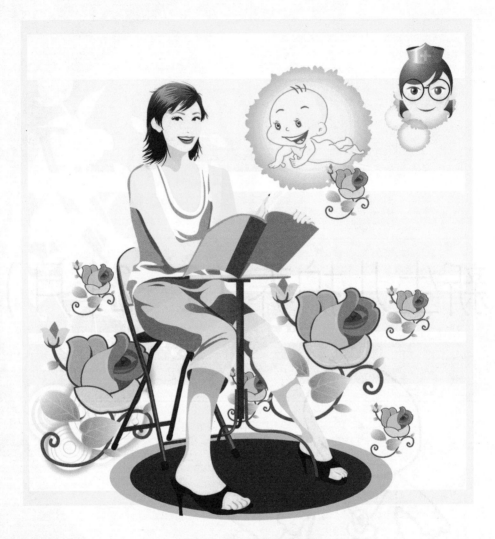

新生儿生长发育正常值

〖妈咪问询〗

　　黄女士到诊所咨询：自己怀孕已经32周，看资料介绍，宝宝在出生至1周岁期间变化很大，特别是在前3个月，几乎是一天一个模样地变化。请问在出生后3个月，宝宝的生长发育是否正常，具体通过哪些方面体现出来？

这个时期的宝宝的生长发育情况主要通过呼吸、脉搏、体重、身高、头围、胸围、牙齿、囟门等方面展现出来。

年龄越小，呼吸越快。1～3个月为45～40次/分钟，4～6月为40～35次/分钟，6～12个月为35～30次/分钟，1～3岁为30～25次/分钟。

年龄越小，脉搏越快。新生儿至1岁为160～120次/分钟，1～3岁为120～100次/分钟，3～5岁为110～90次/分钟。

测体重的时间最好在清晨排尿之后。宝宝体重的正常值可用以下公式推算：1～6个月，体重（克）＝3000＋月龄×600；7～12个月，体重（克）＝3000＋月龄×500；1岁以上，体重（千克）＝8＋年龄×2。

测量身长时，可用卧位，也可用立位，并要求足跟、臀、两肩部及脑后同时紧靠立柱。宝宝初生时身长约50厘米，出生后第1年增长25厘米，2岁以后身长可用下列公式推算：身长（厘米）＝周岁数×5＋75。

新生儿头围平均约为34厘米。随着脑的发育，头围在出生后最初半年增长约8厘米，后半年增长4厘米，第2年内又增长2厘米，5岁以后接近成人。

新生儿胸围约为32厘米，第1年增长约12厘米，第2年增长约3厘米。1岁前胸围常小于头围，1岁时几乎相等，2岁以后胸围超过头围。

宝宝出生后5～10个月开始出乳牙，一般1岁时出8颗牙，1岁以后长出上下左右第1乳磨牙，1岁半出尖牙，2岁出第2乳磨牙，20～30个月出齐20颗乳牙。6岁以后开始换为恒牙，并长出第1恒磨牙，12岁以后长出第2恒磨牙，到12～15岁长满28颗恒牙。

后囟门关闭时间在出生后2～4个月内（部分出生时已闭）；前囟门在第12～18个月关闭。

新生儿的反射运动

〖 妈咪问询 〗

吴女士到诊所咨询：儿子刚刚满月，近两天发现他有时会出现奇怪的反应，比如他正在熟睡，小手或者脚丫突然挥动一下。请问这是怎么回事？

〖 询情解答 〗

健康宝宝往往有一些无意识的动作，即反射。新生儿的代表性反射运动有如下几种：

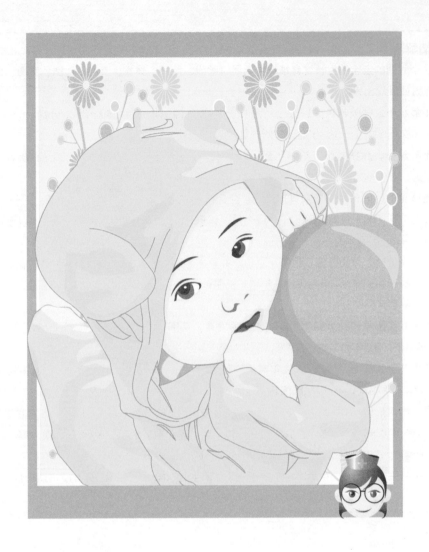

　　吸吮反射。当嘴唇碰触到周围的东西时，头部便会往那个方向转动，凸出嘴唇想吸吮它。这是不用手，只用嘴吸吮母乳的原始反射。当新生儿肚子饥饿时很容易产生这种反射动作，如果给他吃奶，这种现象便会消失。

　　回缩反射。这是宝宝的防御反射之一，当大人触摸或弄痛其脚底时，他便会弯曲其大腿及膝关节，企图逃避。

　　握持反射。握持反射出现在手和脚。手和脚的握持反射从外表看起来很相似，但脚的握持反射比手的握持反射弱。

自动步行运动。抱住宝宝上半身，使其脚底触摸到平坦地面时，他会前倾上半身，左右脚交互活动，如同前进运动。

摩洛反射。这是新生儿无条件反射的一种。当新生儿忽然失去支持或是受到高声、疼痛等刺激时表现出头朝后扬，背稍微有些弓形，经常伴有身体扭动和双臂立即向两边伸展，然后再慢慢向胸前合拢，做出拥抱状。

新生儿的反射运动只出现于其脑部未发育成熟时，过了三四个月后，颈部稳定，反射现象会自然消失。

新生儿护理过程中的注意事项

〖妈咪问询〗

蔡女士到诊所咨询：自己嫂子的儿子刚刚出生1周，自己近期有空，想过去帮忙。请问新生儿在护理过程中应该注意哪些方面？

〖询情解答〗

新生儿是胎儿从依赖母体到体外独立生存的开端，他要逐渐适应体外环境中的各种刺激，进行摄食，抵御外界的各种侵袭因素。此期保健工作的好坏直接关系着新生儿的成活与否和健康成长，应注意的问题有以下三个方面。

第一是正确喂养。为了防止低血糖和低体温，新生儿在出生后应立即同妈咪皮肤接触，吸吮妈咪乳头，半小时内进行母乳喂养。剖宫产也应尽早与妈咪皮肤接触，在妈咪对新生儿的刺激有生理反应后半小时内进行母乳喂养。喂养后应竖抱宝宝，轻拍背部，排出胃内空气。

第二是预防感染。新生儿脐带处要保持干燥，定期查看消毒，防止污水或大小便污染。新生儿皮肤比较娇嫩，洗擦时要用软棉布轻擦，防止擦伤。衣服、包被、尿布选用柔软的浅色棉质材料，勤洗勤换，防止新生儿尿布疹发生。对新生儿的一些生理现象要正确对待，如"马牙"、颊部脂肪垫、肿大的乳头不能挤或挑。杜绝传染源，避免患感冒、传染病的人与新生儿接触。

第三是保暖。新生儿出生后会有体温下降的趋势，且体温调节中枢不很完善，易受寒冷损伤，尤其是皮下脂肪很薄的早产儿。所以，新生儿房间的温度宜保持在16～22℃，湿度在50%左右。早产儿体温或环境温度过低时可采用暖箱、远红外保温床、预热的暖包等方法进行保暖。

第二节　新生儿的日常护理

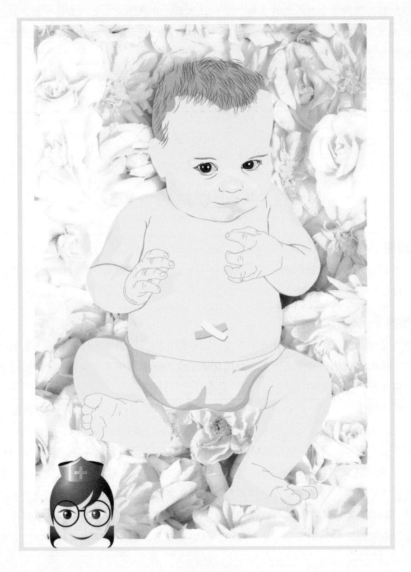

脐部护理

【妈咪问询】

　　林女士到诊所咨询：想了解新生儿脐部的护理应该注意哪些事项。

〖询情解答〗

在母体内脐带是胎儿与母体连接的桥梁，胎儿通过脐带从母体内获得氧气和营养，并通过脐带排出体内的代谢废物。但胎儿从母体内娩出后，脐带就失去作用了。因此，在新生儿生后1～2分钟内，医生就将脐带结扎并切断，严格消毒后包扎好。

此后脐带残端逐渐萎缩干燥，一般1～7天脱落。脱落前应检查纱布有无渗血，在护理中要注意勤换尿布，经常保持脐部清洁、干燥。脐带脱落前不主张全身洗澡，除会阴及臀部外不用水洗，每天可用酒精棉签清洁脐根部；脐带脱落后脐窝常有少量分泌物，每天仍应继续用酒精清洁脐窝部，直至脐部干燥为止。

由于脐带断端是个创面，护理不当很容易感染，造成脐炎，轻者脐轮与脐周皮肤轻度红肿，可伴少量浆液脓性分泌物；重者脐部及脐周明显红肿发硬，脓性分泌物较多，常有臭味，可向其周围皮肤扩散成腹壁蜂窝组织炎、皮下坏疽。

发生脐炎后要及时就医，轻者局部用2%碘酒及75%酒精清洗，每日2～3次；重者除局部消毒处理外，可根据涂片结果全身应用抗菌素。

〖温馨提示〗

宝宝的脐部局部应保持干净清洁，不可潮湿，更不能被大小便污染，不可随便擦、蹭。平时穿柔软的内衣、内裤，不要磨损脐疝表面皮肤为好。

肚脐凸起

〖妈咪问询〗

陈女士到诊所咨询：表弟的女儿刚出生16天，从前一天上午开始，宝宝哭闹时肚脐会凸起来，如果不哭闹，肚脐则恢复原状。请问这是不是肚脐有问题，还是有其他疾病的表现？

〖询情解答〗

宝宝出生后不到1个月，肚脐凸了起来，呈圆形或椭圆形，宝宝一哭，肿物就鼓得很高，安静时又平下去，我们称它为脐疝。这种现象在婴儿中比较常见，尤其是急躁爱哭的宝宝、早产宝宝容易出现脐疝现象。造成脐疝是因为宝宝的脐部没有完全闭合，腹部内压力增大，使肠的一部分从肚脐里冒出来。

〖护理方法〗

腹内压力的增加是由于宝宝生气或啼哭造成的，所以妈咪要细心照料宝宝，不要因为饥饿、尿湿而引起宝宝啼哭，对好哭的宝宝尽量多抱一抱。把半个乒乓球扣在一根宽的松紧带上固定好，凸出的球面对准宝宝肚脐，把松紧带调好松紧系在宝宝腰上，一定注意松紧要合适，随时观察，随时调整，只需几天宝宝的肚脐就长好了。有的妈咪用胶布或带子把肚脐固定，只要不生皮炎，这种办法也是可以的。

宝宝患了脐疝绝大多数不用治疗，一般在2～3个月内会自愈，也有个别的需要1年左右时间。

〖温馨提示〗

如果没有把握的话，还是在发现宝宝有"肚脐凸凸"的情况时就立刻请教儿科医生，绝不要自作主张找偏方，或听信老一辈的说法，用个大铜板贴住肚脐，寄望会压平凸出的大肚脐。这样反而会弄巧成拙，给宝宝造成不必要的伤害。

囟门护理

〖妈咪问询〗

郭女士到诊所咨询：自己即将成为妈咪，听家婆和妈咪都说过，新生儿头顶处不能乱碰，不然会影响健康。请问这是怎么回事呢？

〖询情解答〗

老人家说的话有道理，因为在宝宝的头顶上有两个囟门：前囟和后囟。前囟在头顶前部的中央，宝宝出生时有1.5～2厘米宽，于12～18个月时闭合；后囟在顶骨和枕骨边缘之间，是三角形的空隙，在出生后1～2个月时闭合。

囟门是反映宝宝大脑发育情况和疾病变化的窗口。正常的情况下，宝宝的囟门是平的或稍凹，有的宝宝囟门处可见轻微的跳动，这都是正常现象。从外观看前囟门，如果过度隆起或凹陷都不正常；如果闭合过早（宝宝4个月之内），可见头小，畸形；如果闭合过迟（1岁半还不闭合），常见于脑积水、佝偻病等。后囟门迟迟不闭合的宝宝常患有先天性脑积水。

〖护理方法〗

如果宝宝的囟门突然鼓了起来，哭闹时更为明显，摸上去有紧绷绷的感觉，同时宝宝伴有发烧、呕吐甚至抽风等异常，表明宝宝的颅内压力增高。通常颅内压力增高是由于颅内感染所引起，提示宝宝可能患了脑膜炎、脑炎等疾病。如果宝宝的前囟门逐渐变得饱满，可能是硬膜下有积液、积脓、积血等。此外，长时间服用大剂量鱼肝油、维生素A，或因某种原因使用肾上腺素而又突然停药，也会使宝宝的前囟门变得饱满，不过停用后前囟门就会逐渐变得平坦。如果发现腹泻的宝宝囟门凹陷下去了，说明宝宝已经脱水，要及时给宝宝补充水分，以防宝宝因脱水而造成危险。另外，营养不良、消瘦的宝宝，前囟门也经常会凹陷下去。

〖温馨提示〗

了解以上情况，妈咪应该随时注意宝宝的囟门，如果有异常状况，就应及时去医院检查，以便及早治疗。

一般说来，婴儿的囟门不能随便触摸，更不能碰撞。不过，儿科医生触摸囟门能了解婴儿的发育情况。

宝宝囟门的闭合时间有很大的个体差异，早闭和遗传有关，也和在宫内营养充足、骨化太早有关。如果已经发现，可在护理方面加以注意，尽量避免促进囟门早闭的因素，也不要过度地补钙和服用鱼肝油。一般来说，囟门的闭合时间对头围会有轻度影响，但对智力的影响不大。

洗澡护理

〖妈咪问询〗

焦女士到诊所咨询：自己即将做妈咪，虽然已经找了一位保姆，但对以后怎样给宝宝洗澡，自己一点经验都没有，总是担心不小心将宝宝"滑"进浴盆里，又担心自己手脚不够利索，导致宝宝着凉感冒。请问在这方面应该怎样做比较科学？

〖询情解答〗

新生儿皮肤柔嫩，防御能力差，新陈代谢旺盛，如不经常洗澡，汗液及其他排泄物蓄积会刺激皮肤，容易发生皮肤感染，故应经常洗澡。有条件的最好每天或隔天洗一次澡。冬天可减少次数，每周1~2次。

新生儿出生后第二天即可洗澡，洗澡时室温应保持在26~28℃（浴罩内放两桶开水便可达到这一温度）。水温以38~40℃为宜，成人感觉手背不烫为合适。澡盆、毛巾应专用，以防止交叉感染。

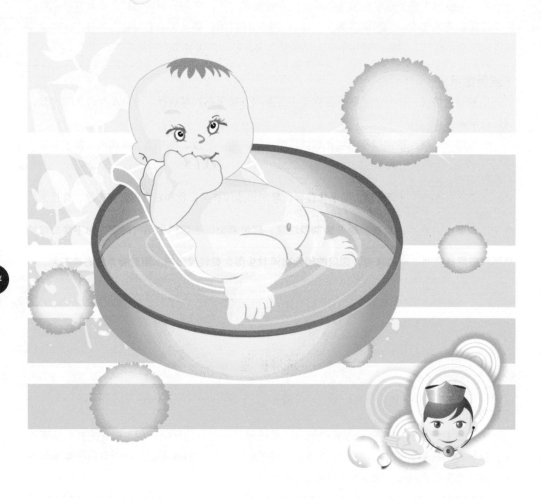

〖护理方法〗

    洗澡前，要先准备更换的衣服，毛巾被打开铺好。

    洗澡的顺序由上而下，先将干浴巾裹住宝宝的躯干，妈咪的左臂托住宝宝，左手托住其头部；拇指及食指或中指按住宝宝的双耳，使耳廓盖住耳朵眼，以防水进入耳朵里；先洗面部、耳后，然后将右手涂上少量肥皂，再把肥皂抹在头上，用水冲洗干净；然后解开浴巾，让宝宝斜躺在浴盆里，盆底最好垫一块泡沫塑料（防滑），先洗躯干，再洗四肢，最后洗会阴部。在脐带未脱落前不可将新生儿全身浸入水中，防止脐带污染引起感染。

    洗面部时，应用湿毛巾擦脸，而不要把水直接撩在宝宝脸上，以免水进入耳、鼻及口腔内。洗下身时应注意脐部，不要将脐带弄湿，如脐带已脱落，可以直接在水中洗。洗好后立即将宝宝抱出浴盆，用干净的大浴巾裹住，把水滴吸干，在颈项、腋下、会阴等皮肤皱褶处扑上宝宝用爽身粉（有干燥和杀菌作用），但不宜堆积成块，以免刺激皮肤，最后穿好衣服。

洗澡用水宜先加冷水后加热水，调好温度，以免烫伤；动作要轻柔敏捷，每次洗澡以10分钟左右为宜。

〖温馨提示〗

洗澡前半小时内不要喂奶，以免溢奶，洗后可喂一次奶，然后让宝宝舒舒服服睡一觉。

指甲护理

〖妈咪问询〗

舒女士到诊所咨询：表嫂的儿子出生刚25天，小宝宝的手指甲长得快，抓破了脸，好难看！想给他剪指甲，但又怕不小心夹到他的皮肉。请问该怎么做才比较好？

〖询情解答〗

尽可能不要用剪刀给宝宝剪指甲，因为宝宝一旦闹腾起来，容易被剪刀伤到。

〖护理方法〗

三四个星期以内不用给宝宝剪指甲，除非他抓挠自己的皮肤。指甲软的时候最容易剪，所以把宝宝抱出澡盆的时候，如果马上就剪，可以在不到半分钟的时间里把手指甲和脚趾甲都剪好，但注意小剪刀不能太锋利，钝些为好。

〖温馨提示〗

如果你害怕给宝宝剪指甲，那就等他吃奶时或睡了再剪。

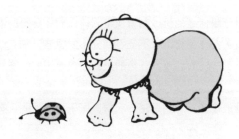

头发护理

〖妈咪问询〗

李女士到诊所咨询：自己姐姐的女儿出生刚刚13天，现在已经出院在家了，宝宝的头发自从在医院清洗后，回到家里就没再洗过，因为姐姐怕伤到囟门。现在宝宝的头顶处有几块"头皮"，与头发缠结在一起。请问该怎样清理掉"头皮"，同时应该怎样给宝宝洗头发？

〖询情解答〗

为防止头皮上皮脂淤积，应该每天用软毛刷和少量婴儿洗发剂给新生儿洗头发。为防止鳞屑的生成，即使他的头发很少，你也应该将宝宝的头发梳理。如果头皮上已有皮脂淤积，在他的头皮上抹一点婴儿油，第二天早晨再洗掉，这样可以软化淤积的皮脂，使其变得松动而且容易洗掉；如果皮脂比较硬，切不能用手指将其抠下来。

〖护理方法〗

12～16个星期后，每天用水给宝宝洗头，每星期用1～2次婴儿洗发剂。洗头时坐在浴盆旁边，把宝宝放在腿上，面对着你，小心不要把洗发剂弄到宝宝的眼部。这个时期，不用担心新生儿的囟门，囟门的上面是一层结实的膜，如果你轻轻地操作，绝不会碰伤它的。你不必揉搓他的头发，只要使洗发剂形成泡沫，然后再将其冲掉即可。

流口水护理

〖妈咪问询〗

王女士到诊所咨询：儿子出生已经6个半月了才长出两颗半乳牙。近半个月来，宝宝经常流口水，抓到东西就用嘴咬。请问是不是宝宝又要长乳牙，所以才会经常流口水？

〖询情解答〗

由于乳牙的萌出，对牙龈神经的机械刺激及半固体、固体食物的增加，使唾液分泌量明显增加；而宝宝吞咽功能尚未发育完善，来不及吞咽分泌的唾液，加之口腔又比较浅，因此常常使唾液流出口外。这属于正常现象。随着牙齿的出齐、口腔深度的增加以及吞咽功能的完善，流口水的现象会逐渐消失。

引起小孩流口水的因素较多，有的是正常现象，属于生理性的；有的是异常现象，属于病

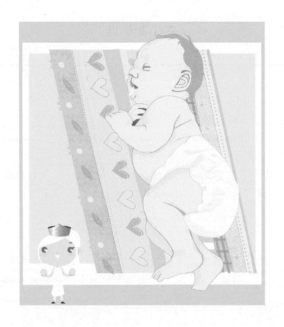

理性的。因此，对于流口水现象应追问病史，根据具体情况作出判断。新生儿的唾液很少，以后逐渐增多，直至出生后4个月，每天分泌量为200毫升左右。5~6个月时，在宝宝从单纯的吃乳渐渐过渡到吃一般食物，由于食物的刺激，沿着神经传递到唾液腺，唾液腺加速分泌口水。当宝宝从躺着位转换成坐立位或站立位时，口水容易从口腔内流出，表现为口水增多；宝宝口腔小，口底浅且无牙齿阻挡，又不会节制口腔内的口水，口水易从口腔内流出，表现为口水增多；婴儿时期吞咽功能较差，不能很好地借助吞咽反射来吞下口水，使口水易流出，表现为口水增加。另外，半岁左右的宝宝正是乳牙开始萌出的时期，萌牙时对神经的刺激也会使口水分泌增加，导致口水易流出。如果宝宝是因这些原因引起流口水，属正常生理现象，是不需治疗的。

〖 护理方法 〗

为防止流湿衣襟导致下巴处皮肤发炎，对流口水的宝宝要注意保持局部干燥。流出的口水应用清洁干燥柔软的纱布或毛巾拭干，或在下巴处围上一颏兜，如干口罩等，做到随时清洁干燥，以防局部长时间潮湿而使下巴皮肤形成湿疹。

〖 温馨提示 〗

有些时候流口水是属于病态的，如宝宝患口腔疱疹，但此时会伴有高烧、疼痛、拒食等其他症状，不难判断。另外有些患染色体病的宝宝也会常流口水，但会同时伴有特殊面容及智力障碍，容易鉴别。

大小便护理

〖妈咪问询〗

喻女士到诊所咨询：儿子刚出生18天，外婆说，观察宝宝的大便可以判别宝宝成长是否健康。请问应该怎样观察？

〖询情解答〗

宝宝出生后的12小时内应排第一次小便，开始尿少，以后逐渐增多。一般出生后的前4天，一天排尿3~4次，第7天便可加倍，第10天便可达12次之多。

尿液的颜色可随母乳或是牛奶喂养的不同而有差异，早晨排出的尿液颜色加深，天热出汗多时色深。

宝宝出生后的1小时内开始排出黑绿色的黏稠大便，这时的大便称为胎粪。这是胎儿肠道分泌物、胆汁、吞咽的羊水以及胎毛、胎脂、脱落的皮肤上皮细胞等在肠道内混合而成的，呈深绿色、黏稠，一般每日排2~3次，2~4天后胎粪排尽，转为黄色糊状便，每天3~5次，通常是在喂奶时排便。

人工喂养的宝宝，其大便与母乳喂养的宝宝大不相同，较稀稠，呈灰黄色，有的呈绿色。

由于宝宝大便时很用力，有时因屏气用力而脸面涨得发红，伸臂、仰头、皱眉，甚至发出特殊的声响，因而妈咪往往误认为宝宝便秘。其实并非如此，几乎每个宝宝都有这样的表现。这是因为宝宝的神经发育还不健全，对各种肌肉群的调节和控制尚不准确，往往是一处用力引起全身用力。随着年龄的增长，其神经系统会选择性地控制某一群或某几群肌肉协调活动，无关的肌肉则处于松弛状态，大便时也就不会出现全身用力的现象了。

〖护理方法〗

一般宝宝在睡醒或者吃完奶后比较容易大小便。宝宝大便的时候容易不安，老是扭动，或者脸憋得通红，还发出"嗯嗯"的声音。不过不是所有的宝宝都这样，每个宝宝需要妈咪自己注意观察。两个月就开始把尿稍微早了点，如果他不愿意不要强求，等过几分钟再把一次，每次把完了就抖抖宝宝的脚，让宝宝有这个意识。

〖温馨提示〗

在喂奶时排便是胃肠反射引起的，属正常生理现象。此时，应任其边吃边大便，不可中止喂奶去处理大便。

怎样更换尿布

〖妈咪问询〗

钟女士到诊所咨询：自己即将做妈咪，宝宝出生后不知用棉布尿布好还是用纸尿裤好？给宝宝换尿布应该注意些什么？

〖询情解答〗

新生儿皮肤细嫩，大小便次数多，每日可达30次，因此必须勤换尿布。尿布应以质地柔软、通气性能好、吸水性强的棉织布料为最佳。

〖护理方法〗

站在卫生的角度出发，宝宝还是选择用棉布尿布比较好，特别是对男婴来说，更是如此。

换尿布应在喂奶之前，以免宝宝身体体位变化太大，引起呕吐。另外，要特别注意，千万不要用塑料布、油布或橡胶布兜裹尿布。因为这些材料不透气，容易使臀部潮湿而发热，皮肤容易发红，引起宝宝红臀。

如果是小便，尿布可以放入水中浸泡后清洗干净；如果是大便，则要先在厕所将粪便清除掉，再用肥皂搓洗后，用水清洗干净，然后晾在阳光下照晒，杀菌、消毒；如果是雨天，则改用熨斗烫干，这样既能去掉湿气又能消毒。

〖温馨提示〗

每天用过的尿布要及时、认真清洗。给宝宝洗涤尿布时忌用洗衣粉，洗衣粉中所含的ABS是一种有毒的化合物，对宝宝皮肤有刺激作用，尤其是对新生儿皮肤刺激反应更大。

度夏注意事项

〖妈咪问询〗

秦女士到诊所咨询：自己的嫂子在夏季刚刚生了一个男宝宝，现在天气炎热，请问这个季节在护理宝宝方面应该注意些什么？

〖询情解答〗

无论是母乳喂养还是人工喂养的宝宝，在夏季由于出汗增多，尿量会减少，所以每天要喂宝宝2~3次凉白开水或稀释果汁，保证给宝宝补充足够的水分。有的宝宝食量小，天热了就更不想吃奶了，对于这种宝宝不要勉强。

〖**护理方法**〗

    每天给宝宝洗两次澡，保持皮肤的清洁，让汗孔通畅。尤其是长了痱子的宝宝，勤洗澡是防治痱子的一种好办法。

    如今，大部分家庭都在室内装有空调或电风扇，但要注意不使冷风直接对着宝宝吹，室内温度不宜降到25℃以下，以免宝宝着凉。

〖**温馨提示**〗

    夏季里防蚊很重要。宝宝的床上要挂蚊帐，因为使用灭蚊剂对宝宝健康不利；如果点蚊香，门窗就不要关严，以免熏着宝宝。

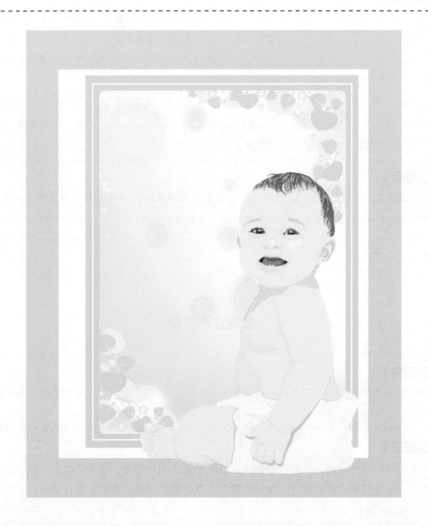

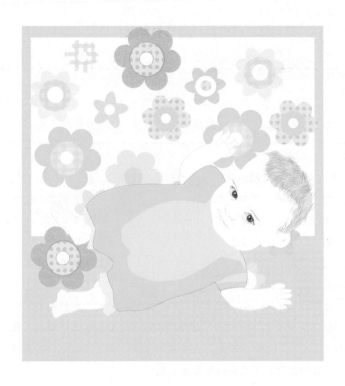

过冬注意事项

〖妈咪问询〗

　　谢女士到诊所咨询：自己的预产期刚好是冬至节后，请问冬季在护理新生儿时应该注意哪些方面？

〖询情解答〗

　　对于1～2个月大的宝宝，所有的妈咪都应注意他的保暖，但不要给宝宝使用电热毯。电热毯由于过热、干燥，容易引起宝宝脱水。

〖护理方法〗

　　有新生宝宝的家庭室内温度以15～18℃为宜，10℃以下太冷，25℃以上又太热。虽然保持温暖是首要的，但是室内空气一定要流通，每隔1～2小时就应该开窗换空气。

〖温馨提示〗

　　两个月大的宝宝，腿部活动能力增强了，所以给他使用热水袋更要加倍小心。热水袋袋口要塞紧，外面包上毛巾，放进宝宝被子以后，妈咪要不时看一看。

是否应该剃胎发

〖妈咪问询〗

牛女士到诊所咨询：有的人认为，宝宝满月或者出生100天之后应该将其胎发全部剃掉，这样头发会长得更好；有的人则认为这样做不科学。请问胎发是否应该剃掉？

〖询情解答〗

宝宝出生时，有的长着浓密的头发，有的却是头发稀疏。胎发的状况如何与遗传、营养有关。大多数人认为，宝宝满月后剃去胎发会使头发长好，这是没有科学依据的。宝宝太小，头皮太嫩，万一剃刀在宝宝头上留下看不见的伤痕，引起感染，反倒不好。因此，如果没有特殊情况，暂时不要给月龄较小的宝宝剃胎发。

很多年轻父母认为，早给宝宝剃发、刮眉毛可使宝宝将来的头发、眉毛长得又黑又密。这种做法是缺乏科学依据的，只要身体好，头发就长得快、长得密。

另外，宝宝的皮肤薄而嫩，表皮的角质层发育不完全，剃刀刮眉毛时宝宝好动不易配合，很容易损伤皮肤使细菌乘虚而入，从而引起皮肤化脓性炎症和其他感染性疾病。如果细菌侵入皮肤的毛发根部引起毛囊炎，还会影响头发的正常生长，甚至引起脱发。如果眉毛处发生感染、溃烂，溃烂愈合再结疤，那就再也长不出眉毛了。

〖护理方法〗

一般来讲，宝宝在出生后的3～6个月中，眉毛会自动脱落更换，进行新陈代谢。因此，年轻父母不要给满月宝宝剃胎发、刮眉毛，这对宝宝毫无益处。

〖温馨提示〗

眉毛是宝宝身上"胎毛"的一部分，它既柔软细稀又往往在眉根处积有"胎脂"，要剃去它，剃刀就必须十分锋利。如果剃刀稍钝，或理发师的技术不熟练，很容易损伤眉毛根部。眉根一旦受伤，再生时就会变态移动，以后长出来的就参差不齐，反而失去了自然美。

头顶"胎垢"去除

〖妈咪问询〗

高女士到诊所咨询：哥哥刚生了一个儿子，半个月大，现在发现宝宝头上有一层厚厚的、

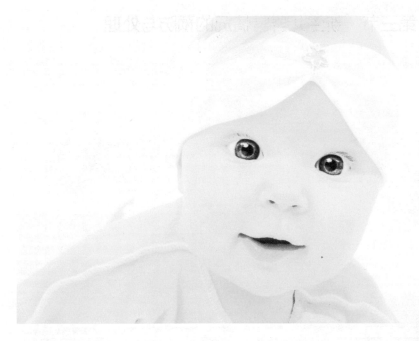

褐色的污垢，想把它清理掉，又怕伤及宝宝的皮肤。请问这种污垢是怎么形成的？应该怎样清理掉？

〖询情解答〗

不少宝宝头顶上有一层厚厚的黑色或褐色鳞片状融合在一起的乳痂，又称"胎垢"。胎垢形成的原因是宝宝头皮的皮脂腺分泌很旺盛，分泌物若不及时清除，就会和头皮上的脏物积聚在一起，时间长了就形成厚厚的一层痂。它一般不痒，对宝宝健康无任何影响，但看上去不雅观，而且新生儿自身也可能会感到不舒适，因此最好将其去掉。

〖护理方法〗

去除胎垢有一个方法是用消过毒的纱布，浸透植物油或石蜡油局部涂擦后包好，让胎垢充分软化，一般在12小时以后即可用纱布轻松擦掉。这样既不会对新生儿的皮肤产生任何不良的刺激，也不会擦伤皮肤。

如果胎垢很厚，一次浸油可能去不掉，也可以每天涂1~2次植物油，直到胎垢浸透后再除去。千万不可用手或梳子硬抠胎垢，以免头皮破损继发感染。

〖温馨提示〗

胎垢去掉后，要用温水将宝宝头皮洗净，然后用毛巾盖住宝宝头部到头发干透，以免受凉。

第三节　新生儿异常情况的预防与处理

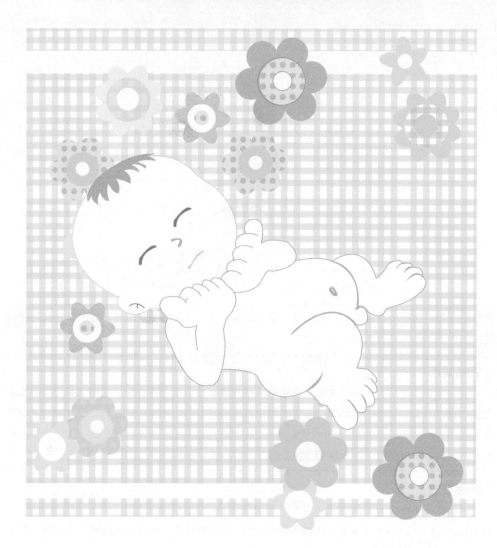

出生不哭

〖妈咪问询〗

　　余女士到诊所咨询：自己表哥的儿子在医院出生时没有哭声，后在医生的救护下才发生了第一声哭声。自己现在已经怀孕7个月，想了解一下为什么有的新生儿出生时没有哭声？

〖 询情解答 〗

正常新生儿刚一出生，就会以洪亮的哭声显示其很强的生命力。可是有少数新生儿一出生就不呼吸，不会哭，这是为什么呢？凡是出生1分钟内没有呼吸或仅有不规则的浅表呼吸，医学上都叫做新生儿窒息，主要原因如下。

一是胎儿中枢神经受损。产伤引起的胎儿颅内出血或长时间缺氧致呼吸中枢麻痹，胎儿娩出时软绵绵的，不会呼吸也不会哭。

二是呼吸道受阻。这是引起新生儿窒息的主要原因。胎儿宫内缺氧，在娩出过程中发生呼吸动作，将羊水、黏液、胎粪等吸入气管，引起呼吸道阻塞。

三是麻醉药的影响。妈咪在产程中应用麻醉药、镇静止痛针，有时可以引起胎儿呼吸中枢抑制，生后须经过抢救才会哭。

四是胎儿宫内缺氧的继续。凡影响母亲与胎儿间血液循环及气体交换的任何原因，都会导致胎儿宫内缺氧，加重宫内窘迫。

〖 护理方法 〗

针对以上主要原因，做好预防和出生后的抢救工作，及时彻底清理呼吸道、给氧，恢复呼吸和血液循环后，新生儿自然就会哭了。

〖 温馨提示 〗

对有窒息史的宝宝要特别注意观察，如有不良情况应及时到专业医院检查，尽早治疗。

呼吸困难

〖 妈咪问询 〗

温女士到诊所咨询：自己一位亲戚的女儿出生时，医生说出现"呼吸困难"症状。请问这是怎么回事？

〖 询情解答 〗

新生儿呼吸困难的早期表现为呼吸次数增加，呼吸浅表、急促，进而表现鼻翼翕动，再重时可以看到三凹征（即锁骨上窝，胸骨上、下窝及肋骨下3个部位同时凹下），同时宝宝出现面色及口周发青，严重时出现呻吟样呼吸、吭吭样呼吸或呼吸暂停。

〖护理方法〗

　　将宝宝翻转成俯卧位，并骑跨于自己的一侧手臂上，使宝宝头部低于躯干，同时用手稳固握住下颌以托住头，并将此前臂放在自己大腿上。新生儿病情变化快，应早期发现，早期治疗，遇病情恶化应及时送医院抢救。

〖温馨提示〗

　　引起新生儿呼吸困难的原因很多，如感染性肺炎、呼吸窘迫综合征等。建议你带宝宝及时到正规医院进行相关检查，查明原因后对症治疗。

呼吸异常

〖妈咪问询〗

　　唐女士到诊所咨询：自己怀孕已经8个半月，从医学杂志上看到一篇文章，简单谈及新生儿呼吸异常的。请问一般情况下是什么原因导致新生儿出现呼吸异常？

〖询情解答〗

　　新生儿呼吸异常指新生儿出生建立正常呼吸后，由于各种原因引起的呼吸急促或缓慢、节律不整，吸气相与呼气相比例失调，出现三凹征和鼻翼翕动等。

　　足月新生儿安静时呼吸频率为40次/分，但变动很大，哭闹时呼吸可达80次/分。

　　新生儿呼吸频率如持续超过60～70次/分，称为呼吸增快；呼吸频率持续低于15～20次/分，称为呼吸减慢。引起呼吸异常的常见原因有三个方面：一是先天性疾病；二是上呼吸道阻塞；三是肺部疾病。发生呼吸异常时首先应明确病因，确定呼吸困难是因上呼吸道阻塞引起，还是由肺部疾病所致；其次应注意有无先天性心脏病；然后应检查是否伴有低血糖、酸中毒、低温、高热惊厥等导致呼吸困难的因素。

〖护理方法〗

　　处理原则是尽早除却病因，如上呼吸道梗阻、肺部病变、各种代谢紊乱等，并保持正常的通气、换气功能，防止呼吸困难进一步恶化而出现呼吸衰竭。新生儿病情变化很快，要早期发现，早期治疗，一遇异常情况应及时送医抢救。

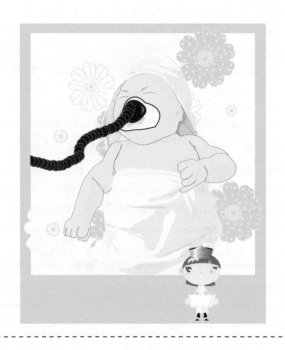

〖 温馨提示 〗

　　有时，宝宝短时间内呼吸得有点快，然后又恢复到正常状态，比如得了肺炎的宝宝就会有很高的呼吸率。判断宝宝呼吸率最好的方法是简单地数一下1分钟的呼吸次数。你应该分别测一下宝宝健康状态下在睡眠和清醒时的呼吸率。通过这种办法，你会知道宝宝正常情况下是怎样呼吸的，这样会便于你判断宝宝生病时呼吸率是否真的有所不同。

出现窒息

〖 妈咪问询 〗

　　钟女士到诊所咨询：自己即将分娩，对于选择顺产或剖宫产犹豫不决。自己想选择顺产，但又担心宝宝出现窒息。请问该怎样预防宝宝窒息？

〖 询情解答 〗

　　新生儿窒息是新生儿出生后仅有心跳而无呼吸，或仅有不规则、间歇性、表浅的微弱呼吸，是分娩过程中产程过长而引起严重缺氧之故，若胎儿心率每分钟超过160次或低于100次均为缺氧征象。轻者一般经清除呼吸道异物，拍打屁股，弹脚心，呼吸可很快恢复；严重者可致脑细胞坏死或于24小时内死亡。

〖护理方法〗

其实预防宝宝窒息并不难，平时最好让宝宝养成独自睡觉的习惯，不要含着奶头睡觉。比如和妈咪睡在一个被窝里，晚上宝宝饿了，妈咪可以喂奶，但喂奶时如果妈咪独自睡着了，充盈的乳房会堵住宝宝的口鼻；枕头和棉被也会阻碍宝宝的呼吸，造成窒息。

喂奶的姿势要正确，最好抱起喂，略抬高宝宝头部，不致使奶液反溢入气管。奶瓶的橡皮奶头孔不宜过大，喂奶时奶瓶的倾斜度以吸不进空气为宜。喂完后应将宝宝竖抱起，轻拍其背部，待宝宝打嗝后再放回床上，并让宝宝向右侧卧睡，以免溢奶时乳液吸入气管。

〖温馨提示〗

因妈咪护理不当，健康的新生儿有时也会突然脸色青紫，哭不出声，甚至呼吸受阻而发生窒息。这种现象往往使妈咪手足无措，如果抢救不及时，还会造成严重后果。

惊厥

〖妈咪问询〗

孙女士带着8个月的宝宝问诊：前天晚上宝宝有点发烧，看医生后吃药，今天凌晨6点钟宝宝烧得更厉害，突然发生惊厥，两眼斜视上翻，头向后仰，面部和四肢肌肉抽动，手握得很紧，持续了约1分钟，半小时后又发生一次，哭闹不止。这是什么原因引起的？对宝宝的健康有没有不良的影响？

〖询情解答〗

高热惊厥是小儿最常见的症状，多为上感、扁桃腺炎及各种急性传染病初期引起的。体温上升越快，升得越高，越容易发生惊厥。患儿多为6个月至3岁的宝宝，惊厥多在发烧后24小时内发生。发作时，患儿突然意识丧失，两眼凝视、斜视或上翻，头向后仰，面部和四肢肌肉抽动，手握得很紧，一般持续数分钟，多数每次发热只抽1次，发作过后神志很快清醒。这种高热惊厥叫单纯性高热惊厥，愈后一般不会发展成癫痫，对智力影响不大。

有些高热惊厥发生在6个月以前或6岁以后，多在发烧时发生，抽风时间往往超过15分钟，多为局限性或两侧不对称。中等程度发烧也可发生惊厥，一次发烧可抽风几次。这种惊厥叫复杂性高热惊厥，愈后恢复比单纯性高热惊厥差，部分患儿会发展成癫痫，应该去小儿神经科门诊作进一步检查。

〖护理方法〗

宝宝惊厥发作时，妈咪应就地做下列处理：让患儿侧卧，防止呕吐物吸入；解开衣领和腰带；用干净布包裹牙刷柄或筷子放在上下磨牙之间，防止舌头被咬伤；枕冷水袋，用白酒兑少量温水擦拭降温；指压人中、合谷穴止抽；咽部如有分泌物应设法吸出；如有条件可给患儿吸氧。如惊厥不缓解，应及时去医院儿科急诊。

〖温馨提示〗

因高热惊厥容易复发，所以宝宝每次发烧时妈咪不要给宝宝穿得过多，盖得过厚，即不要"捂宝宝"，应积极用物理方式或药物退烧，即使体温不高也应及时服退烧药。不过，服用退烧药要细看说明书，不能过量，以防一下子退烧过度。内热重的宝宝感冒时容易发高烧，而且体温上升很快，也容易出现高热惊厥，所以平时不要吃得过多。

头形不正

〖妈咪问询〗

严女士到诊所咨询：自己快生的时候胎位虽然是头位，不过头位也不太正，大夫就让我左侧卧，结果宝宝生下来头就是偏的，月子里也没太在意，儿子出生33天了才发现他睡觉时头有点歪向右边。请问婴儿头形不正该怎样矫正？

〖询情解答〗

想要新生儿的头部长得对称，必须在生后1个月里经常观察新生儿的头部，当发现哪一侧稍有凹陷时，就把这一侧垫起来，不让其承受重量。虽然这样做比较费神，但坚持着总会有好处。无论怎样注意矫正，也有左右头部不对称的新生儿，所以没有必要就新生儿的头形去花费太多精力。这是因为无论是谁，头部都多少有些不正，即使是严重的偏头，在诞生的时候也并不明显。

〖护理方法〗

妈咪要有意识地矫正，坚持让宝宝朝头部凸的一面睡。刚开始宝宝不会配合的，他都习惯朝扁的那边睡了，脖子会跟你较劲。他睡觉的时候妈咪要经常看着，尽量让他朝另一边睡，慢慢就好了。1个月内的宝宝还不会翻身，矫正得就比较快。坚持三个月后，头偏的问题就会解决了。还有一个窍门是在宝宝的头下放一个横着展开的长毛巾，在他睡着后通过慢慢拖动毛巾来带动他转头，这样反复拖动宝宝也不会醒。

〖 温馨提示 〗

宝宝的运动功能发育是"二抬四翻六会坐，七滚八爬周会走"，如宝宝5个多月了还抬头不稳，属于发育迟缓；如有发稀、枕秃、易惊、多汗则属于缺钙典型症状，可以给宝宝服用一些含葡萄糖酸钙、乳酸钙有机钙源的饮剂。

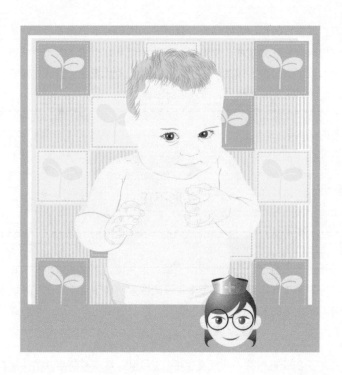

头颅血肿

〖 妈咪问询 〗

鲁女士到诊所咨询：自己刚刚怀孕，从一本医学杂志上看到一篇文章，谈及新生儿"头颅血肿"方面的知识。请问这是怎么回事？

〖询情解答〗

分娩时由于胎位不正、头盆不对称或产钳助产等原因，胎儿头颅经产道时受到过度压迫或牵拉而受伤，发生头皮血肿。头颅血肿常在出生后2~3天开始明显，1周内达最大范围，以后渐小。血肿界限清楚，不超越骨缝，触诊局部有波动感，皮肤颜色正常，个别局部皮肤发红。头颅血肿常位于一侧或两侧顶骨部，偶见额骨、枕骨、颞骨同时发生血肿者。血肿吸收快慢与其范围大小有关，一般需2~3周，多数在6周才能完全吸收。吸收时，先在血肿周围机化、钙化变硬，中心仍有波动，硬化区边缘数月才消失，个别1年半才吸收。

诊断头颅血肿不难，因骨膜紧贴骨缝，因此血肿范围从未有越过颅骨缝者。血肿机化后，周围呈硬环，中间柔软，应与颅裂兼脑膨出或凹陷性骨折进行区别，还应与"先锋头"（即临床所称的产瘤）鉴别。

〖护理方法〗

头颅血肿不必治疗，可自行吸收与消散，只需保护皮肤，不使其受感染即可。如果并发高胆红素血症及胆红素脑病，宜采用光疗。为保护皮肤、预防感染，血肿发生的初期可以冷敷，防止搓揉；应尽量避免穿刺抽血，以免发生继发感染；对于血肿较大者可用加压包扎。如发现血肿逐渐增大，局部应加压包扎，并加用维生素K、C等止血药。

〖温馨提示〗

注意宝宝头皮清洁，切忌挤压和揉擦。

大便有血

〖妈咪问询〗

盘女士到诊所咨询：女儿刚出生20天，昨晚发现她的大便带有点儿血丝。请问这该怎样处理？

〖询情解答〗

在正常情况下，新生儿大便不应混有血。遇宝宝排干硬便时，常常在排便中混有几滴或少许鲜血，这可能是因肛门裂伤引起的；有直肠息肉时，往往大便中也混有鲜血。上述两种情况，应请小儿外科医生检查，明确诊断。如果肉眼观察血便或血便与黏液混合，粪质少，患儿阵阵哭吵，应注意是否肠套叠；如果是血水样或果酱样大便，伴发热、腹胀、呕吐，应考虑出血性坏死性小肠结肠炎。

〖护理方法〗

也有的早产儿大便肉眼观察为黑绿色便，经化验有隐血，综合上述情况，遇有大便中混有血，应到医院做全面检查，明确诊断，及时治疗。

〖温馨提示〗

如果血液比较鲜亮，是肛裂造成的，就给宝宝用点开塞露。这有助其顺利排便。不然一旦大便伤口又会裂开，不容易愈合。一般肛裂出血量都很少，对宝宝身体没有影响。但要保持肛门清洁。

口中出现小白斑

〖妈咪问询〗

敖女士到诊所咨询：自己姐姐的儿子刚出生5天，昨天下午不时哭闹，才发现他的口中有几点小小的白斑点。这是不是宝宝不适而哭闹的原因？

〖询情解答〗

新生儿出生1周左右，啼哭时会偶然发现在其脸颊内侧或牙床上有像乳渣那样的白色小斑点。但它与乳渣不同，喝水也冲不掉。这是由于沾上了一种霉菌，据说有20%的产妇的产道里都有这种霉菌，是在出生时带出来的。

这种霉菌如果是在给新生儿用抗生素治疗过程中出现的，要马上报告给医生。因为这是抗生素的一种副作用，要对奶嘴、牛奶瓶进行严格消毒，以防再次感染。

〖护理方法〗

如新生儿喝牛奶的量越来越少，而且口中又出现了这种白色的霉菌时，一定要看医生。

〖温馨提示〗

在许多健康的新生儿中都有这种霉菌，所以用不着担心，以前叫鹅口疮或马牙，认为是营养不好的新生儿才得的，实际上健康的新生儿也有。健康的新生儿过半个月或1个月白斑会自然消失。

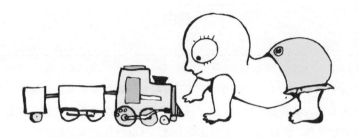

青紫

〖妈咪问询〗

　　涂女士到诊所咨询：自己表弟的女儿出生刚半个月，这两天哭闹时发现她的嘴唇变得有点青紫色，脸色也有一点儿青紫色，过几秒钟后又恢复正常。请问这是什么原因引起的？

〖询情解答〗

　　青紫多见于新生儿，为先天性心脏病的一个常见症状，也可由肺部换气不足所引起，还可由中枢神经系统损伤及某些血液病引起。

　　正常新生儿在出生后几分钟内也可出现青紫，或因暴露在寒冷环境中或是用力啼哭时出现。除上述情况之外，青紫往往是病理性的，常见原因有以下三方面。

　　一是中心性青紫。主要表现为口周黏膜等紫绀。其原因有肺源性，如新生儿窒息、肺膨胀不全、肺炎、肺气肿、气胸、先天性膈疝、先天性肺动静脉瘘、持续胎儿循环等；还有心源性青紫，如先天性心脏病。

　　二是周围性青紫。主要表现为四肢末梢皮肤及指甲紫绀。全身性疾病常见于心力衰竭、休克、红细胞增多症、新生儿硬肿等。面部青紫原因常见于分娩时先露部位受压而致。

　　三是如中枢神经系统疾病所致的呼吸中枢衰竭、低血糖、低血钙等引起的呼吸暂停，以及先天性高铁血红蛋白血症等。

　　通常认为，吸入纯氧后青紫会减轻或消失，则此青紫是由肺部病变引起的，如不消失则是心源性青紫。但并非都如此，如新生儿肺透明膜病，在吸入纯氧后并不能使青紫减轻或消失，而动脉导管开放的病人在吸入纯氧后可使青紫减轻。

　　另外，新生儿颅内出血，尤其是早产儿脑室内出血常可引起青紫。

〖护理方法〗

　　一经发现青紫，应及早送医院吸氧治疗，尽快使青紫消除，同时进行病因治疗；对周围性青紫应注意保温，对中心性青紫应及早确定病因，对中毒或药物引起的高铁血红蛋白血症应及早祛除病因。

苍白

〖妈咪问询〗

　　胡女士到诊所咨询：女儿出生两个月了，3天前发现她的面色苍白，嘴唇也白，耳朵也是白的，手脚也没血色，特别是脚丫，一脱了袜子简直就看不到血色。去医院检查说是贫血，我真担心是不是真的贫血，还是别的什么原因呢。请问这会是什么病引起的？

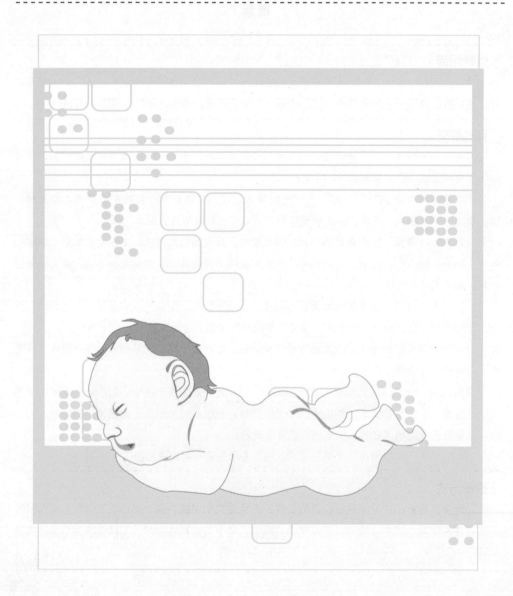

苍白是一组临床症状，包括全身乏力、一定程度的意识障碍、肌张力减退、肢体活动减少、哭声弱和吸吮无力。新生儿不仅在中枢神经系统感染时反应低下、面色苍白，其他重症感染如休克、脱水、酸中毒、代谢紊乱、贫血、低体温和呼吸衰竭等时，均可表现苍白，是临床上用来判断各种疾病病情轻重程度的一个表现。

引起苍白的常见病因

一是低血糖。出生后3天内如有进食不足或窒息史，表现苍白，应考虑是否有低血糖。

二是呼吸衰竭。在缺氧情况下，新生儿尤其早产儿大脑皮层很快进入抑制状态，表现精神萎靡、全身苍白、反应低下及肌张力减退。

三是低体温。体温低于35℃以下时，反应迟钝、面色苍白，至33℃以下时呈半昏迷状态。应注意寻找原因，是因摄食和产热减少引起，还是因寒冷刺激、保温不够使体温下降所致。如果随体温上升反应转佳、面色红润，提示除降低体温外，尚无其他严重合并症。

四是中枢神经系统感染。足月新生儿在化脓性脑膜炎早期表现为发热、拒乳，对刺激过敏，病变发展到一定程度会出现反应低下、苍白，常伴惊厥、前囟膨胀等症状。

五是缺氧缺血性脑病。围产期窒息后缺氧缺血性脑病是新生儿苍白的原因之一。多数是足月儿，在宫内有窘迫和窒息史，脑电图有异常改变，脑CT和脑B超显示脑水肿。缺氧重者可合并蛛网膜下腔出血及脑实质内出血，表现全身苍白、意识障碍、四肢肌张力低，常伴有惊厥和颅压增高的表现。

六是败血症。可表现苍白、反应低下、拒乳等，如果肢体凉、心音低钝及毛细血管再充盈时间延长等，应考虑合并休克。外周血白细胞增多或减少，杆状核细胞增高，有助于诊断。确诊还需血培养结果。

七是药物引起。妈咪分娩前用过降压药或麻醉药物，婴儿可苍白、肌张力减退和呼吸浅弱。也常见因妊娠高血压妈咪用大量硫酸镁，或分娩前2小时用杜冷丁等。另外还有如脱水、酸中毒、贫血及颅内出血等，都可引起苍白。

〖 护理方法 〗

一经发现宝宝有苍白情况，应及早送医查明原因及时治疗。

兔唇与腭裂

〖 **妈咪问询** 〗

曾女士到诊所咨询：近期看新闻，报道新生儿兔唇者并不少见，这与环境污染、遗传等因素有关系。自己刚刚怀孕没多久，还没有进行相关的健康检查，担心以后如果宝宝出现兔唇，不知该怎么办？

〖 **询情解答** 〗

现在不必太担心，通过健康检查可以筛选出不好的因素，再考虑是否继续妊娠。

唇裂俗称为兔唇，是一种较为常见的口腔颌面部先天性畸形。

腭裂为宝宝口腔中上腭部分出现的缺裂，俗称狼咽，轻者仅为上腭的前部出现缺裂，重者缺裂可达整个上腭，甚至齿槽及鼻孔或鼻中隔。腭裂的发生率较唇裂低，但宝宝发生腭裂时多伴有唇裂现象。

一般来说，宝宝患有单纯性唇裂时，多不会影响其进食等功能。并且在生后6个月以内，甚至生后2周左右即可施行修补术，手术方法较为简便，其效果亦大多会令人满意。但如果宝宝患有腭裂，尤其是严重的腭裂，则一般须待宝宝1岁以后、3岁以前，才能进行修补手术，且常需施行数次手术方能完成。在此前后，合理喂养宝宝及加强对宝宝的语音训练十分重要。

〖 **护理方法** 〗

腭裂对宝宝进食的影响为宝宝在吃奶时易呛奶和吸吮无力，反复经常发生呛奶较容易引起吸入性肺炎，而吸吮无力将会导致宝宝进食量少，影响其生长发育。妈咪在给宝宝喂奶时，应注意将宝宝放正，喂奶速度不要过快。

也可以将奶挤出来，倒入奶瓶，添加适量米汤，使奶液稍稠些，这样喂养宝宝时不易发生呛咳。待宝宝稍大，则可增加半流质或固体食物的成分。如果宝宝生后一喂就呛，则应用滴管喂养，即用滴管吸取奶液后一滴滴地滴入宝宝的口中。采取此方法时，应注意保持滴管的清洁，并耐心地给予足量喂养。

〖 **温馨提示** 〗

患有唇裂的宝宝可同时存在其他的骨骼畸形，并较易发生扁桃体及增殖体肥大、中耳炎和慢性鼻咽炎等疾病。所以应加强对宝宝的保健措施，按时去保健机构实行体格检查，并在上述炎症发生时采取及时有效的治疗措施，以保证宝宝的正常发育和身体健康。

双足同翻

黎女士到诊所咨询：女儿11个月大，刚学会走路，近期发现她走路时双足有点同时向内翻的现象，请问该怎样纠正？

【询情解答】

新生儿经常两腿屈曲，两足呈内翻现象，这是由于胎儿期在子宫内两足受压，肌肉力量发展不平衡所致。这种现象并不是畸形，一般多在出生后几周内逐渐恢复正常。此现象应与先天性足畸形，如马蹄内翻足加以鉴别。在检查时可以发现，这种足内翻现象的宝宝，其足内侧软组织较为松弛，而马蹄内翻足小儿足内侧软组织较紧，且脚向脚背弯曲的动作受限。

【护理方法】

出现马蹄内翻足应及时请医生诊治，早期做矫正治疗。

半阴半阳

【妈咪问询】

简女士到诊所咨询：乡下一位远房亲戚生了一个宝宝，发现其外生殖器不正常，分不清究竟是男婴还是女婴。请问为什么会出现这种情况？

【询情解答】

新生儿刚生下来看看性器官就知道性别了，但是也有分不清是男是女的所谓半阴半阳情况。这时该怎么办呢？有经验的医生在某种程度上都能予以区别，但并不是所有的都能够根据性器官区别。这时可把新生儿的细胞做组织培养，检查一下其染色体就可以确定。

在已知的"半阴半阳"者中，有看似半阳的，而实际上是女性，但是阴蒂很大，看上去像个男宝宝似的，只是没有阴囊，尿道好像是阴茎的根部。这与男宝宝同时患有单丸症和尿道下裂症时的情形很相似，但作为女性特征的卵巢、子宫、阴道都有。这是由于先天缺乏制造副肾皮质激素的酶，周围的雌性激素过剩而使外阴部在胎内就男性化了。

【护理方法】

对这样的新生儿，只要经常使用副肾皮质激素，并对外生殖器进行手术，就能长成一个正常的女人。这种手术最好在宝宝2岁以前进行，因为此时的宝宝还没有性别意识。

另外还有一种情况则并非先天性异常，而是由于妈咪在妊娠初期为防止流产而注射雄性激素引起的女性"半阴半阳"。这也只需做手术即可还原女宝宝真实性别。

产瘤

〖妈咪问询〗

邱女士到诊所咨询：弟媳刚生了一个女儿，其头部有两处地方有点水肿，医生说是产瘤。请问这是怎样形成的？是否影响宝宝发育？

〖询情解答〗

产瘤是头皮部位局限性水肿，又称"先锋头"。由于羊水破裂，羊水外流后胎儿受子宫的收缩压力，先露部下降到子宫颈口，局部软组织被压到宫颈口外时被狭小的宫颈口圈压迫，致使先露部软组织内的淋巴及静脉回流障碍，液体外渗而形成产瘤。

产瘤在出生时就能被发现，主要为局限性水肿，水肿部位视先露部不同而异。头先露者，最常见为头顶部，除皮下组织水肿外，尚可波及帽状腱膜，局部可有凹陷性水肿，局部头皮红肿、柔软、无弹性，压之下凹，可移动位置，无波动感，形状稍平坦，呈梭状或椭圆形，境界不清楚，不受骨缝限制，可蔓延至全头。

〖护理方法〗

产瘤于出生后2~4天消失，不会影响宝宝发育，一般不需特殊治疗。

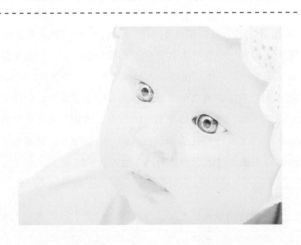

第四节　新生儿常见症状的护理

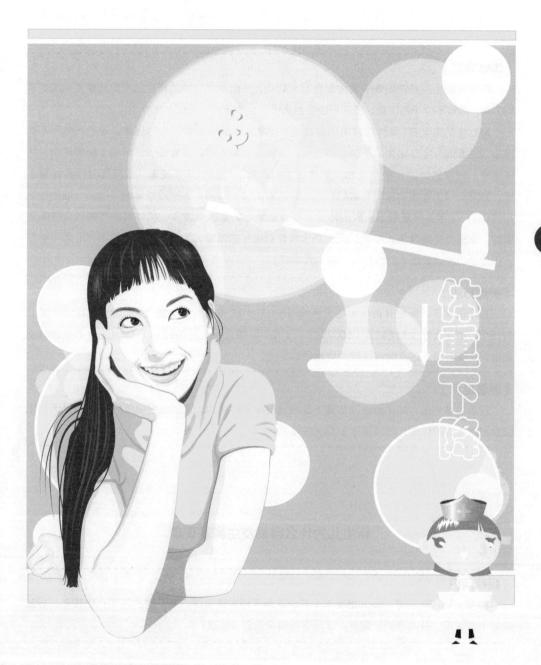

新生儿体重下降

〖妈咪问询〗

龙女士到诊所咨询：哥哥的儿子出生4天，现在发现体重比刚出生时反而下降。本来宝宝吃得多，体重应该增加才对，为什么反而下降？

〖询情解答〗

正常的新生儿应在妈咪子宫内发育37～42周，一般足月分娩的新生儿平均体重为3000克至3500克，最低不少于2500克，低于2500克的为低出生体重儿，超过4000克为巨大儿。

刚出生的宝宝在1周内往往有体重减轻的现象，这属于正常的生理现象，爸爸妈咪可不必担心。主要因为宝宝出生后不能立即进食，或因吸吮能力弱，进食量少，再加上胎粪排出、尿液排泄、汗液的分泌，由呼吸和皮肤排出的肉眼看不到的水分等丧失，造成暂时性的体重下降，到第3～4天体重的减轻可累积达出生时体重的6%～9%，称为生理性体重下降。一般出生后7～10天，宝宝又恢复到出生时的体重，并且随着吃奶量逐渐增多，机体对外界的适应性逐步调整，体重会逐渐增加。如果10天后仍未恢复到出生的体重，要寻找原因，是因哺乳量不够充足还是牛奶冲调浓度不符合标准，或有疾病等。

〖护理方法〗

正常情况下，新生儿前半年每月平均增长600～900克，后半年每月平均增长300～500克。4～5个月时增至出生时的2倍（6000克），1周岁时增至出生时的3倍（9000克）。如果妈咪发现小孩生长缓慢，应及时去医院检查治疗。

〖温馨提示〗

需要注意的是，如果新生儿体重下降超过出生时体重的30％，或在出生后第13～15天仍未恢复到出生时的体重，必须带宝宝到医院检查。

新生儿为什么容易发生鼻塞现象

〖妈咪问询〗

吴女士到诊所问诊：女儿出生半个月，这两天经常流鼻涕，鼻孔里的污垢也比较多，导致她时不时哭闹，每逢喂奶就要哭。请问这种情况该怎么处理？

〖询情解答〗

　　刚出生不久的新生儿和小婴儿，经常会突然出现不明原因的鼻塞现象，并因此而产生哭闹不安、拒食、张口呼吸，甚至呼吸困难等情况。这是由于宝宝面部的颌骨发育尚不健全，其鼻腔相对较为狭小。月龄越小该特征就显得越明显。新生儿和小婴儿几乎没有下鼻道，且鼻腔中没有鼻毛，鼻黏膜脆弱且血管比较丰富，所以很容易在受到轻微的感染、冷空气或异味气体等因素影响时发生鼻黏膜充血肿胀和分泌物增多，从而出现鼻塞和流涕。此外，鼻腔中鼻垢积聚过多，是新生儿和小婴儿鼻塞的常见原因。

〖护理方法〗

　　如果新生儿或小婴儿出现鼻塞，爸爸妈咪应首先检查一下其鼻腔内有无鼻垢存在，如果有，用干净的小棉签蘸些温水，小心伸进鼻孔，将鼻垢粘住后轻轻拉出来；不能用尖锐的指甲、镊子等物去抠挖，以免引起鼻黏膜的损伤。如果没有鼻垢堵塞鼻腔，可用温热的湿毛巾外敷鼻部，同时应注意室内空气的清洁和流通；如果鼻塞情况非常严重，则应尽早去医院诊治。

怎样防治新生儿鼻塞

〖妈咪问询〗

　　杜女士抱着40天的儿子来问诊：3天前，儿子有点鼻塞，鼻屎多了些，但情况不严重。一般情况下应该怎样做才能预防鼻塞现象发生？

〖询情解答〗

　　宝宝的鼻腔相对短小，尤其是新生儿几乎没有下鼻道，没有鼻毛，鼻腔黏膜柔弱且血管比较丰富，因而很容易受感染引起鼻黏膜充血肿胀而发生鼻塞。新生儿鼻塞的表现，可见吮乳困难，烦躁哭闹，呼吸不畅或急促，睡时打鼾等。

　　除感冒外，新生儿尚会因其他原因引起鼻塞，如孕妇在孕期使用利血平药后通过胎盘传给胎儿，结果新生儿出生后立即出现鼻塞。这也是扩张毛细血管而阻塞鼻腔通道之故。

　　另一鼻塞原因是鼻分泌物阻塞。由于新生儿经常处于闭口状态，因而鼻塞严重者可发生青紫和呼吸困难。

〖护理方法〗

　　由鼻黏膜血管扩张而引起的，可用0.5%麻黄素滴鼻，每侧1滴。不要两只鼻孔同时滴药，

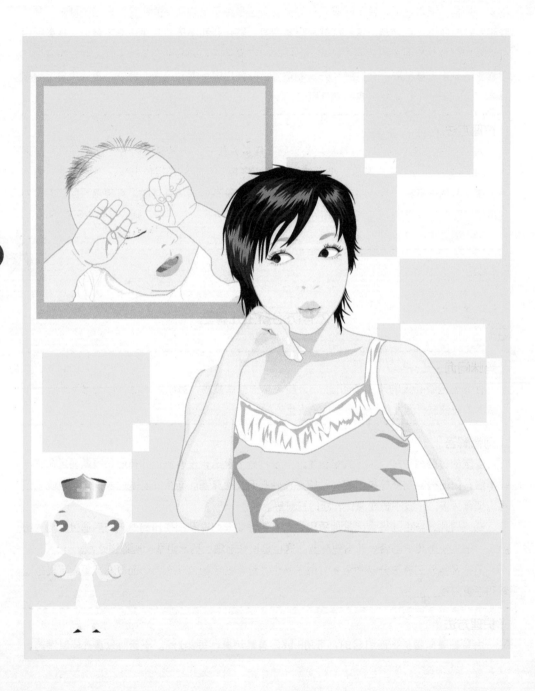

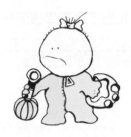

应分别滴入，相隔5分钟左右。如果无效，可用肾上腺素滴入。

如果是鼻分泌物阻塞，则可用棉签小心去除鼻分泌物；如果鼻分泌物已干成硬块，则可用棉签向鼻深处略推移，使分泌物不再固定在鼻黏膜上，此时鼻分泌物可随呼吸而前后移动，产生痒感，刺激打喷嚏，鼻分泌物往往可随气流排出。另一方法是用棉签轻轻挑动鼻分泌物，将其拨出。如果上述方法都无效，应马上送新生儿去医院处理。

〖温馨提示〗

预防新生儿鼻塞，应注意居室要保持一定的湿度，不要太过干燥，要经常清除新生儿鼻屎，排除鼻腔堵塞物。

新生儿患眼结膜炎该怎么护理

〖妈咪问询〗

刘士女抱着刚出生4天的宝宝就诊：宝宝双眼的眼屎较多且两侧眼睑红肿，不知道这是什么病？该怎样治疗？

〖询情解答〗

这是结膜炎的表现，其主要原因是宝宝从母体内娩出时，妈咪产道内的病菌侵入宝宝的眼睛；或者宝宝出生前发生胎膜早破在宫内受到感染。不过，婴幼儿和成人所不同的是，引起结膜炎的病原体大多不是病毒，而是细菌。

〖护理方法〗

在治疗时，首先不要用手或不洁的毛巾等给宝宝擦拭眼睛，可用消毒纱布或棉签蘸上微温的冷开水或无菌生理盐水清洗眼周，然后用0.25%氯霉素或0.5%卡那霉素药水点眼，2～3小时1次，每次各在一侧眼中滴药液1～2滴。一般治疗1周左右即可痊愈。

新生儿患了尿布疹该怎样护理

〖妈咪问询〗

余女士抱着3个月大的女儿来问诊：女儿的小屁股长了一些水疱和红色的斑点，是不是使用尿布的方法不当引起的？

〖询情解答〗

经医生查看婴孩患处，确实是由于使用尿布不当而引起了尿布疹。尿布疹是指被大小便浸湿的尿布未及时更换，尿液中的尿素被粪便中的细菌分解而产生氨，氨刺激宝宝皮肤使其发炎的一种皮肤病，多见于新生儿。此外，尿布未漂洗干净而残留洗涤剂或长期加用油布或塑料布，使小婴儿臀部处于湿热状态，刺激局部皮肤而引起尿布疹。

〖护理方法〗

绝大部分新生儿患尿布疹是由于护理不当造成的。护理不当首先指尿布选择不当，其次指尿布使用不当。尿布要选择纯棉制品，纯棉制品的吸水性和通气性俱佳，而且最好使用单层尿布，因为它便于清洗、晾干和消毒。

尿布必须勤洗勤换，新生儿膀胱小，吃的东西全是液体，加上肾功能发育尚不完善，必然不断地排尿。如护理不当可使宝宝臀部发红，有渗出物，糜烂甚至溃疡。这给宝宝造成了伤痛，宝宝因此会哭闹不止。

出现臀红和尿布疹时要用温水洗净皮肤，不要用热水和肥皂去刺激皮肤；如果用温水擦洗时宝宝哭闹得厉害，也可试着让宝宝坐在温水盆中浸。洗净后可涂抹鞣酸软膏或香油、鱼肝油等。有可能的话，应让宝宝臀部多在空气中暴露一段时间，有利于皮疹消除。

有的妈咪喜欢用爽身粉给宝宝擦小屁股，在长了尿布疹的情况下，这是不适合的，粉剂溶水后容易硬结，不但无法保持局部干燥，还会刺激宝宝皮肤。遇到严重的尿布疹，以上护理都不奏效时，也可到医院作理疗，用红外线照射臀部来帮助康复。当皮肤出现红斑时，可外涂炉甘石洗剂，每日3～4次；如有丘疹、水疱、糜烂或脓疱时，外用0.5%新霉素、5%糠馏油糊剂，每日2次。

〖温馨提示〗

预防尿布疹还要注意，不要在尿布外包塑料布或买廉价的含一层塑料布的纸尿布，因为塑料布透气性极差，容易引起尿布疹。如果你怕宝宝尿湿床垫，可以多准备几个薄薄的小垫子，在小垫子下边放塑料布就行了。

新生儿患上湿疹该怎样护理

〖 妈咪问询 〗

曹女士夫妇带着两个月大的儿子来到诊所，宝宝的屁股、小手上都长有水疱，而且不时用手抓挠。曹女士咨询：不知这是患上手足口病，还是湿疹？该怎样护理？

〖 询情解答 〗

经检查，宝宝不是患手足口病，而是患上湿疹。湿疹是新生儿常见的皮肤病变，其病因多是综合因素引起，且与体质有关。

湿疹从外因来看，多因对食物过敏引起（新生儿主要对牛奶过敏）。此外，外界理化因素刺激，如日光、紫外线、寒冷、湿热、多种婴儿护肤用品、化学物质等都可能是引起湿疹的原因；生活环境、气候条件也可影响湿疹的发生和加剧。

从内因来看，皮肤感染、家庭成员中有过敏史者，或对食物、药物过敏体质者均可引起湿疹。

湿疹多对称分布，部位以头、面及四肢的手、足等外周部位较多，且多在屈侧。瘙痒剧烈可影响睡眠，如有继发感染可伴发热及全身不适等。

〖 护理方法 〗

新生儿不适宜服用止痒、抗过敏药物，可内服维生素C、钙片等，也可将中药制成膏剂外用，如湿疹膏，但一般情况下不要随便用药，以免损伤皮肤；也可内服中药，以清热利湿功效的为主。

新生儿便秘如何解决

〖 妈咪问询 〗

林女士到诊所咨询：宝宝出生16天，此前每天都大便3～4次，可至今已3天没有大便，时不时哭闹，很可能是便秘。该用什么方法才能解决便秘问题？

〖 询情解答 〗

出生后每天大便2～3次的新生儿，如果从生后半个月开始每天只便1次，宝宝精神状态好，体重增加的话也属正常范围。而当2～3天便1次时，就应该怀疑新生儿便秘而带其去看医生了。

106

〖护理方法〗

用母乳喂养时，新生儿每次吃母乳的量很难估算，所以要综合考虑是否由于母乳不足而引起便秘。这只要测量一下新生儿的体重就很容易弄清。在发生便秘之后，如果以前是每天体重增加150克，而现在却不到100克，就可以断定是母乳不足。

母乳喂养的新生儿，最好在洗完澡后先喂点白糖水，白糖水没有效果时可将2～3克的麦芽糖溶在20毫升的开水中喂新生儿，如果还不行，可将果汁加水一倍喂20毫升。在喂牛奶时可加2～3克的麦芽糖试试看，开始一天加1次，没有效果可一天加2次，如果还是没有效果，就可一天加3次果汁试试看。

假若上述办法还不见效果的话，可以换用刺激肛门的办法，最安全的是灌肠，可用宝宝用的无花果灌肠器，一般的药店都有卖。

灌肠时，注意不要把新生儿的肛门弄破。使用玻璃制品灌肠器时，要在尖端安上硬胶皮管。无花果灌肠器的尖端较短，可直接使用。插入肛门里的部分无论是用硬胶皮管，还是用无花果灌肠器，都要涂上油质雪花膏使之滑润。

具体做法是：打开新生儿尿布，露出下半身，再用左手握住新生儿的双脚提到最高处，把灌肠器从肛门向着肚脐的方向插入，插进2厘米左右时注入液体（一半甘油一半清水）。注完后拔出灌肠器，同时把药棉塞入肛门，然后放下脚，盖上尿布，待2～3分钟后大便就排出来了；如果过了10分钟仍排不出来，可再灌一次。

〖温馨提示〗

一般情况下，宝宝出生后1个月左右出现的便秘，到了3～4个月时就会自然痊愈，等到能吃蔬菜和水果之后就会有更大的好转。不要给新生儿用泄药，因为泄药可能导致新生儿肠的异常蠕动，引起肠套叠。

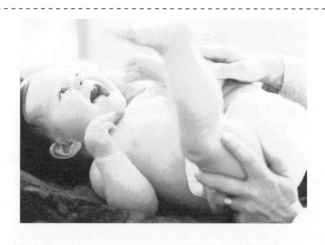

第五节　新生儿健康判断与注意

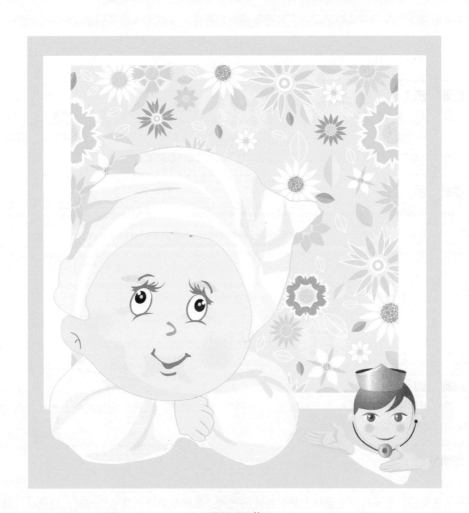

早期耳聋

〖妈咪问询〗

　　杜女士到诊所咨询：想知道刚出生的宝宝的听力是否正常，该用什么方法来判断？

〖询情解答〗

　　新生儿一出生就应有听觉，只是反应没那么灵敏，很多人都不太相信这一点。不过，只要你仔细观察就会发现这是事实：一个正在睡眠中的新生儿，当突然有大的声响出现时，宝宝随之会有皱眉、两眼睁开、全身轻微抖动或全身惊跳等表现；宝宝清醒时，突然听到声响会眨眼、闭眼，或者眼睛和头轻轻转向声响方向。如果遇到新生儿过分安静，睡觉不怕大声吵闹，对大人的招呼、逗引声音毫无反应，只是眼睛炯炯有神，注视大人的面部表现和举止动作，对周围环境突然发出的大声响没有寻找声源的企图，那就说明宝宝的听力可能有问题，应去医院仔细检查一下。

〖护理方法〗

及时发现宝宝听力障碍，给予听力和语言的康复训练。出生后6个月以前接受干预并且持续较长时间的婴幼儿，受益是最大的。宝宝听力障碍的早期干预可概括为"三早"，即早期发现和诊断、早期验配助听器或植入人工耳蜗和早期进行听觉语言康复训练。

〖温馨提示〗

小儿耳聋防治重在早期，即早期确定宝宝有无听损伤，给予相应的早期处理（即专业上所指的早期发现和早期干预），从而最大程度地降低听损伤导致的不良后果。

身上怪味

〖妈咪问询〗

陈女士到诊所咨询：女儿出生40天了，不知是什么原因，近两天发觉她身上透出一点烂苹果味道，不知这是什么毛病？

〖询情解答〗

宝宝以奶汁为主食，所以宝宝身上多是奶香味，有的宝宝排出的尿略带呛人的氨气味，这都是正常的。然而有些宝宝身上却有特殊的气味，如烂苹果味、臭鱼烂虾味、糖果味、老鼠尿臊味等。如果宝宝身上出现这类异味，作为妈咪应密切注意，因为这些怪味可能是某些先天性、遗传性、代谢性疾病的表现。例如，常见的苯丙酮尿症就是由于肝脏内先天缺少苯丙氨酸羟化酶，导致苯丙氨酸不能氧化为酪氨酸，只能变成苯丙酮酸。这些代谢产物大量积累在血和脑脊液内，并随尿排出，发出特殊的老鼠尿臊味。其他像三甲胺尿症可散发出臭鱼烂虾味，高蛋氨酸血症可散发烂白菜味。这些都是由于遗传基因的变化而导致宝宝体内代谢异常，代谢产物通过尿、便、汗液、呼吸等排出体外，散发出不同的气味。

〖护理方法〗

　　这类先天性、遗传性、代谢性疾病如不及时治疗，会直接影响到宝宝的正常生长发育，尤其是智力发育，造成终生遗憾。比如苯丙酮尿症，如果早期发现，在脑组织未受到严重损害之前就开始治疗，用特殊的含小量苯丙氨酸的蛋白质水解产物来代替普通食物的蛋白质维持正常营养，患症宝宝可以长得与正常宝宝一样聪明健康。

身上长"痣"

〖妈咪问询〗

　　贝女士到诊所咨询：儿子4个月大，最近发现他的后背长有5~6颗细小的红痣和黑痣，不知这是否正常？

〖询情解答〗

　　有的宝宝生下来就有很多黑色痣，这是由于色素细胞异常而形成的大黑痣，一般呈黑褐色，表面上长有毛。到了青春期以后，在经常受到摩擦的部位上长的黑痣，有的会恶化而变成癌。如果是在腰带常接触的腰部，或者是领子经常摩擦的颈部，或者是外阴部等处长有黑痣的话，为了预防其恶变可施行手术切除。如果黑痣突然改变了颜色变得更黑了时，就有恶化的可能性，要引起注意。

　　有的宝宝身上还长有红痣，这是由血管扩展产生的。皮肤表面凸出来的好像草莓果表面那样坑洼不平的海绵状血管瘤，在新生儿出生时几乎注意不到。但过了一两个月就可以发现，并且逐渐变大而令人吃惊。其大小一般如红小豆乃至樱桃那么大，也有更大的。不管多大，在五六个月之后颜色会逐渐变淡，像枯萎了似的，在5~10岁自然消失。有的经X线照射1~2次后会渐渐变小。

〖护理方法〗

　　也有的红痣不凸出皮肤表面，而是一种呈葡萄酒色的单纯性血管瘤，常长在脸上。它不能自然消失，治疗方法只有切除。

斜颈

〖妈咪问询〗

冼女士到诊所咨询：儿子满月了，前天才发现他的头好像偏向左边，向小区其他妈咪了解，他们的宝宝都没有出现这种情况。请问这是怎么回事？是否要紧？

〖询情解答〗

小儿斜颈是头向一侧偏斜的病症，一般指先天性肌性斜颈，由一侧胸锁乳突肌挛缩造成，本病的直接原因是胸锁乳突肌的纤维化引起挛缩与变短。

小儿斜颈可一出生即存在，也可在生后第2～3周出现，症状为头向病侧偏斜，下颏转向对侧。触诊时可发现硬而无疼痛的梭形肿物，与胸锁乳突肌的方向一致，在2～4周内逐渐增大，可达到成人拇指末节那么大，然后开始退缩，在2～6个月内逐渐消失。

发现小儿斜颈后，如不及时纠正，患侧面部软组织可随体格生长而进一步变短，颈深筋膜挛缩变厚，斜角肌变短，颈动脉鞘与血管挛缩，最后颅骨发育不对称，颈椎甚至上胸椎出现脊柱侧弯畸形。

〖护理方法〗

应在小儿斜颈确认之后即采取措施。早期可对肿胀部位作手法轻柔按摩，伸展挛缩的胸锁乳突肌，每次伸展肌肉时间维持2～3秒。这种伸展动作每天4～6回，每回做10～20次。另外，喂奶、睡眠及用玩具吸引病儿注意时，都应重视姿势的纠正。

如采取上述治疗措施后未见症状好转或被误诊的1岁以上的病儿则需手术治疗，切断或部分切除挛缩的胸锁乳突肌的胸骨头与锁骨头。

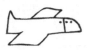

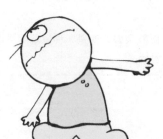

新生儿易患疾病的防治

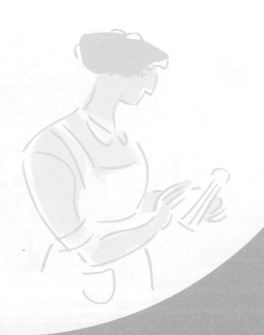

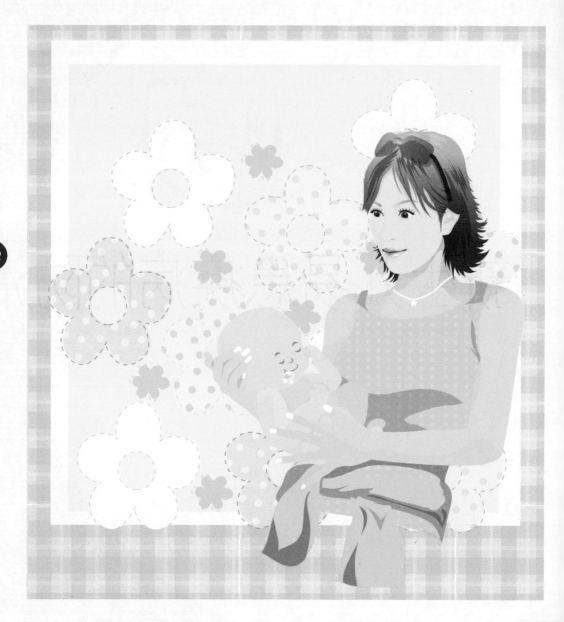

新生儿呕吐的诊治与护理

〖妈咪问询〗

曾女士夫妇抱着20天大的宝宝到诊所问诊：宝宝吃奶之后会吐出白色奶瓣子并伴有口水，而且有时呕吐情况很严重的。这是什么原因？可不可以给宝宝吃药缓解呕吐？

〖询情解答〗

呕吐虽是新生儿常见的一种表现，但原因是多种多样的。新生儿由于胃肠道解剖生理上的特点，本身就容易呕吐，综合分析与归纳，一般有以下几个因素可导致宝宝有呕吐情况发生。

1.喂食问题

宝宝呕吐的第一个原因是喂养不当。例如喂食过量、不消化，或对母乳、配方奶里的蛋白质过敏。妈咪要会准确判断宝宝是呕吐还是吐奶（宝宝吐奶也是常发生的情况），宝宝吐奶时只会有几勺量的奶顺着宝宝的嘴角流出来，而呕吐时吐出来的液体要多得多；同时，宝宝也可能会被自己的呕吐吓得哭起来。

〖护理方法〗

妈咪喂奶后要多给宝宝拍嗝，每次喂的量最好少一点。另外，在宝宝进食后半小时内不要让他剧烈活动，帮助他保持身体竖直，以帮助消化。你可以竖抱着宝宝，如果家里有婴儿汽车座椅或后背式婴儿背包，也可以让宝宝坐在里面。

2.胃食管反流

如果宝宝在其他方面都很正常，只是吃了东西后会马上呕吐，或是无原因地发生呕吐，那么这很可能是胃食管反流造成的。这是因为宝宝的食管和胃之间的肌肉没有正常发挥作用，使胃里的食物向上反涌到咽喉处，就造成胃食管反流。虽然宝宝不会表达，但是他也可能会感到腹部难受，或是咽喉和胸部有烧灼感与不适感。

〖护理方法〗

1～10个月大的宝宝，妈咪可以试着在宝宝进食后30分钟内让他保持半直立的姿势。你可以竖抱着宝宝，也可以把他放在婴儿汽车座椅或后背式婴儿背包里半躺着睡觉。但要记住：让宝宝保持完全直立会给他的胃造成压力，使他再次呕吐；也不要在宝宝吃过东西后立刻把他放在腿上颠，或让宝宝太活跃。

有些宝宝趴着（俯卧）或面向左侧躺在抬起30°的床上时，胃食管反流呕吐会减少。但是尝试这个方法之前，请先征求医生的意见，因为俯卧的睡姿会增加婴儿猝死的风险，所以一定要先认真考虑这个方法的利弊，然后再进行尝试。但胃食管反流这个问题，等到宝宝周岁其胃食管部位的肌肉已经发育得更强壮有力时，这种症状就会自动消失。

如果宝宝满1岁以后胃食管反流还没有消退，那么你应该带宝宝去看儿科医生。持续的反流呕吐会导致宝宝体重减轻、脱水和其他健康问题，所以儿科医生可能会建议施行手术治疗。

3.过度哭泣或咳嗽

第三个原因是宝宝过长时间的哭泣或咳嗽，引起作呕的反应，造成呕吐。

〖 护理方法 〗

虽然宝宝长时间哭泣引起呕吐，会让你和宝宝都不好受，但事实上这对宝宝的身体并不会造成什么伤害。如果宝宝确实因为这种情况而呕吐，你只要尽快把宝宝清理干净，放回床上去就可以了，注意不要小题大做。因为如果你在宝宝呕吐后过多地安抚他，这会让宝宝觉得他可以通过这个方法来让你对他百依百顺。只要你的宝宝在其他方面都健康，你就不用担心宝宝因为哭泣引起的呕吐。

4.误食有毒物质

第四个原因是因为宝宝吞下了某些药物、有毒的植物、草药或化学物质等而呕吐。

〖 护理方法 〗

如果怀疑自己的宝宝误食了有毒物质，就应该立刻带宝宝去医院，记住一定要同时带上可疑食物或药物、药瓶，并告知医生，以便医生能够及时确定有毒物的性质，对宝宝给予正确的处理。

5.胃肠病菌感染

第五个原因是胃肠病菌引起宝宝呕吐，尤其宝宝白天去托婴机构，或周围有大宝宝把新的病菌带到你家时，那就更容易出现这种情况。宝宝感染胃肠病菌后，除了呕吐以外，还可能会出现腹泻、食欲下降和发烧等症状。

〖 护理方法 〗

妈咪一定要坚持让家里所有人在上厕所后或给宝宝换尿布之后，把手彻底洗干净，以防止病菌的扩散传播。同时，也要尽量保证宝宝双手的清洁卫生。

宝宝大量呕吐时会造成身体失水，所以妈咪一定要及时为宝宝补充水分，以防脱水。脱水可能会给婴儿造成很严重的问题。美国儿科学会（AAP)提供的预防宝宝脱水的最新指导方法：宝宝停止呕吐2～3小时以后，可以开始每半小时到1小时给宝宝喝28～57毫升适合宝宝的电解质溶液；可以到药店购买0.9%的生理盐水，并用水稀释一倍成为0.45%的淡盐水溶液喂宝宝。对于婴儿来说，电解质溶液通常要比母乳或配方奶更容易接受，不容易造成呕吐（可以请医生为你推荐一种电解质溶液）。

如果宝宝连续4次喝下电解质溶液而没有呕吐，那么可以再给他喂一次（30～60毫升），30分钟后给宝宝喂30毫升母乳（或配方奶）和30毫升电解质溶液的混合液。如果宝宝两次喝下电解质和奶的混合液都没有呕吐，你就可以给宝宝喂纯母乳或配方奶了，每3～4小时喂1次，渐渐加量，一直增加到每次85～113毫升。一旦宝宝连续12个小时以上不呕吐，你就可以尝试让宝宝恢复正常的喂食规律。

6.感冒或其他呼吸道感染

鼻塞、呼吸道感染也可能引起呕吐，因为宝宝容易被鼻涕堵塞产生恶心的感觉。

〖 护理方法 〗

你应该用吸鼻器清除宝宝的鼻涕，尽量不要在宝宝鼻腔里积存黏液。你还可以带宝宝去看医生，看是不是可以用治疗鼻塞的药物来减少宝宝流鼻涕。

7.感染或重病

在极少数情况下，呕吐甚至预示着肺炎、脑膜炎或瑞氏综合征。如果宝宝看起来病得很重，或出现了下列症状之一，那么宝宝的呕吐就可能是某种严重疾病的征兆，你需要立刻带宝宝去医院。

抽搐（也叫惊厥）。癫痫或抽搐——由突然增加的大脑电脉冲引起，可能说明宝宝发生了高烧、严重感染，或患了某种癫痫病。

反复剧烈的呕吐或持续时间超过24小时的呕吐。如果你的宝宝经常剧烈呕吐，但是没有伴随出现其他症状，这可能是癫痫的信号。

出现脱水症状。包括排尿减少（每天尿湿的尿布少于6块）、嘴唇和口腔干燥、哭但没有流眼泪（宝宝出生2～3周后才会第一次流眼泪）、眼睛下陷、过度困倦以及宝宝头部柔软部位（前囟门）凹陷。

呕吐物中有血或胆汁（绿色液体）。如果呕吐物中只有一点点血，这种情况往往不用担心，食物回涌的冲击力有时会使食管壁上的血管轻微撕裂，造成出血；如果宝宝在过去6小时之内吞咽了口腔伤口流出的血或流的鼻血，那么宝宝的呕吐物中也可能会有一点点血迹。但是，如果宝宝的呕吐物中不断有血或含血量增加，你就应该立即带宝宝去医院检查。呕吐物中的血有可能是鲜红色，也可能像深色的咖啡渣。医生也许需要看一看带血或带胆汁的呕吐物，所以即使很恶心，你也应该尽量保存一些宝宝的呕吐物，以便医生检查。呕吐物中的绿色胆汁可能表示肠道阻塞，这种情况需要马上治疗。

吃东西后半小时内剧烈、持续地呕吐。这可能是幽门狭窄造成的，这是一种很少见的疾病，最有可能在宝宝几周大时开始发生，不过在宝宝5个月之前随时都有可能出现。出现幽门狭窄的宝宝，他们体内控制胃部与肠道连接处瓣膜的肌肉过度增厚，导致胃肠连接处开口狭窄，食物无法顺利通过，造成宝宝的呕吐。这个问题只要动个小手术就能解决，但发现后需要马上医治。所以如果你发现宝宝有这个问题，一定要立刻带宝宝去看病。

精神不振或严重易怒。虽然这种情况很少见，但这两种症状和呕吐一起出现时可能是因为铅中毒。医生可以通过血液检测确诊。

腹部肿胀、有触痛感。这可能说明宝宝肚子里积存了液体或气体，发生肠道堵塞或者消化道有其他问题。

　　妈咪需要注意的是，不要擅自给宝宝吃任何止吐药（处方药或非处方药都不行），除非经过宝宝的医生同意。绝对不要给宝宝吃含有阿司匹林的药物，包括碱式水杨酸铋、阿司匹林，这类药可能会使宝宝患瑞氏综合征，这种病虽然很少见，却会致命。

新生儿鹅口疮的诊治与护理

〖妈咪问询〗

　　许女士抱着两个月大的宝宝来问诊：宝宝最近3天来每逢吃奶就哭闹，这才发现她的口腔上腭处有白色的小点，不知是不是由这种东西引起宝宝不适？请问这是什么病？

〖询情解答〗

　　经检查，许女士的宝宝患的是新生儿比较常见的一种口腔炎症，叫做"鹅口疮"，又称"雪口病"，可因营养不良、腹泻，或者长期使用广谱抗生素等引起；有时也常继发或并发于呼吸道、胃肠道病变。症状主要在口腔黏膜上出现白色凝乳样物，常见于颊膜、舌、齿龈、上腭等处，有时可蔓延到咽部。初起时，呈点状和小片状，以后可融合成大片状，不易拭去。局部无明显疼痛，一般不影响吃奶，也无全身症状。

〖护理方法〗

　　患鹅口疮后，可用2%碳酸氢钠清洁口腔，再用1%龙胆紫（紫药水）涂于患部，每天2～3次，轻者数天后便会自愈。或用制霉菌素，每次10万单位，加水1～2毫升，涂患处，每天3～4次。也可口服制霉菌素，每次5～10万单位，每天3次。

〖温馨提示〗

　　宝宝所用的奶具等应用开水煮沸消毒，注意口腔卫生，千万不能用不洁的布擦洗宝宝的口腔。爸爸妈咪护理宝宝时必须用肥皂洗净双手，若母乳喂养，喂奶前乳母要洗手或擦净乳头。如患有"鹅掌风"、脚癣等，特别是鹅掌风，不要直接接触新生儿。

新生儿黑粪症的诊治与护理

〖妈咪问询〗

卢女士到诊所问诊：家里的宝宝出生两天，中午吃完奶后大便，发现大便中掺杂着少许血液，有点像沥青的模样。请问这是什么病？严重吗？

〖询情解答〗

根据卢女士带来的粪便检查，她的宝宝患的是新生儿黑粪症。黑粪症是新生儿常见的一种疾病，是指新生儿在出生后2～4天的呕吐物或大便中掺杂着血液，大便的颜色呈黑褐色（沥青便）或在呕吐物中掺杂着咖啡渣样的黑色黏液和血液。根据黑便形成的原因，分为真性黑粪症和伪性黑粪症。

伪性黑粪症是在分娩时吸进了妈咪的血液，或在吃奶时从乳头的伤口吸进了血液，因而出现了上述的病状。这种情况是暂时的，不必担心。

真性黑粪症是因为食道或胃、肠的溃疡处或糜烂处出血，或者是因为使血液凝固的功能发生阻碍。用止血剂基本都能治好，若是止血剂不行，就得输血。

新生儿脐炎的诊治与护理

〖妈咪问询〗

邱女士抱着出生6天的宝宝来诊所问诊：昨天上午发现宝宝脐部周围皮肤有点红肿，轻轻触按会渗出少量浆液性分泌物。问该怎样处理？

〖询情解答〗

很明显，这是新生儿脐炎。新生儿脐炎是一种急性脐蜂窝组织炎，可因金黄色葡萄球菌、大肠杆菌或溶血性链球菌等侵染脐部所引起。

新生儿脐带脱落后，伤口延迟不愈，并且有溢液，这是感染的最初症状。其后脐部的四周皮肤红肿，深及皮下，或限于脐部，或蔓延至大部分腹壁，更有继发腹膜炎者。因此，病程长短不一。

〖护理方法〗

对脐部护理主要是保持清洁干燥，尿布不宜遮盖脐部，防止粪尿弄脏包扎的纱布而污染脐带。洗澡时注意脏水不要溅湿脐部，每天用75%酒精消毒脐带根部和周围皮肤。具体方法是每天用棉签蘸着75%的酒精擦洗脐部创面2次（上午、下午各1次，一般在洗澡后），擦洗时呈环形由内向外，一次完成，不要一根棉签反复涂擦，以免引起感染。

当脐带脱落后，也需轻轻拨开脐部，用酒精棉球消毒刚脱落脐带的脐窝。因新生儿皮肤娇嫩，仍需敷盖消毒纱布，以免尿布擦伤皮肤。给宝宝扑粉时，注意勿撒在脐窝上。如果发现脐带根部有红肿，并伴有少量浆液性分泌物渗出，提示为新生儿脐部轻度炎症。处理方法：用清洁棉签揩去渗出物，然后用3%过氧化氢清洗，再用75%酒精棉球湿敷脐部，每天2次；或涂上2%

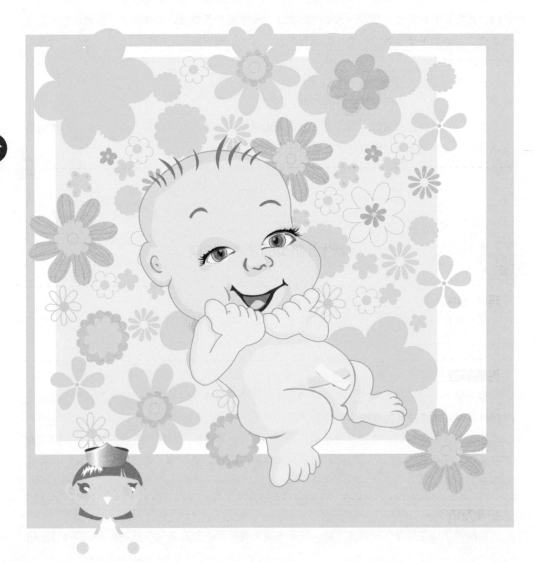

的龙胆紫，帮助收敛消炎。如果天气暖和，也可将脐部暴露，在日光下曝晒，每日1次，每次10分钟；或局部用灯光照射10分钟（要注意防止烫伤），有利于脐部的愈合。

〖温馨提示〗

如果发现脐带根部和脐周皮肤明显红肿发硬，甚至有脓性分泌物并带有臭味，提示脐炎症状较重，应尽早去医院诊治，以免脐炎并发败血症。

新生儿脐疝的诊治与护理

〖妈咪问询〗

黎女士夫妇抱着18天大的女儿到诊所问诊：宝宝这两天每逢哭闹，脐部就会凸起，轻轻按压，脐部又恢复原状。请问这是什么原因引起的？

〖询情解答〗

脐带脱落后，脐孔处的肌肉鞘未能很好合拢而形成一个薄弱的部位，当宝宝哭闹时，腹腔压力增高，腹腔内的肠子便从脐部薄弱地方凸出来，形成脐疝。脐疝直径可大可小，小的只有0.5~1厘米，大的可有2~3厘米。触摸脐疝可以有囊性感觉，稍用力可把脐疝回纳到腹腔中，并有"咕噜、咕噜"的声音。脐疝一般不会引起什么不舒服，如果脐疝很大会造成消化功能不良状况。

〖护理方法〗

小的脐疝一般随年龄增长而自愈，只要少让患儿啼哭，腹腔压力不高，脐疝可以慢慢消失。如果脐疝直径超过1厘米，自愈的可能性较小，可以用"蝶形"膏布粘贴法来矫治。具体的做法是用两块胶布剪成6厘米×9厘米大小，一块中间剪个长方形的孔，另一块在两边各剪两个小口后折叠，形成一个"工"字，然后两块胶布相串叠成"蝶形"。在宝宝安静状态下，将蝶形膏布放在脐疝部位，这时分别将"工"形胶布和"口"形胶布的一端先贴在皮肤上，然后把脐疝推入腹腔内，再将胶布的另两边向两侧拉，让胶布下的皮肤皱褶，将胶布贴牢。注意胶布要贴平，不起皱。

小的脐疝持续粘贴1~2个月可愈合，大的需2~3个月。如果胶布脱落，应及时重新剪胶布粘贴，不能中断。有些妈咪用钱币压在脐孔中包扎，这样效果不好。如果大的脐疝经粘贴后仍不会消失，就要及时到医院诊治。

新生儿耳病的诊治与护理

〖妈咪问询〗

一妈咪抱着出生40天的宝宝到诊所就诊，宝宝没有受凉，不哭闹，饮食正常，只是两只耳朵的耳道流黄色分泌物，怀疑为中耳炎。

〖询情解答〗

新生儿常见的耳病有外耳道炎、外耳道疖肿、中耳炎等。新生儿为什么容易患这些耳病？这与新生儿耳朵的特殊形态有关。耳朵最外面的是外耳道，向里是中耳、内耳，外耳与中耳有一层鼓膜相隔，中耳腔内还有一个叫"耳咽管"的小管与嗓子相通。新生儿期的耳咽管短、粗，呈水平位，因此当新生儿感冒、嗓子发炎时，会蔓延到中耳；有时新生儿吐奶、呛奶时，奶水也容易经耳咽管进入中耳，可能引起化脓性中耳炎；另外，由于新生儿多仰卧在床，泪水、吐的奶水很容易进入耳朵里而引起外耳道炎和外耳道疖肿。

120

〖护理方法〗

经过检查，该宝宝双侧外耳道里有黄色的黏性分泌物，犹如麦芽糖状，待拭除后见鼓膜正常。这就是所谓的"油耳"，即正常的油性耵聍，而不是中耳炎引起的流脓，不需要对宝贝进行任何治疗，但要定期请医生清理耳道，以免阻塞耳道影响听力。

〖温馨提示〗

耳病早期都有剧烈的疼痛，因而宝宝常常哭闹不停，不吃不睡，妈咪又不知何因，除非看到耳道口有脓汁流出才会去医院。新生儿耳病不可大意，特别是中耳炎，一定要及早发现，彻底治疗，否则转为慢性中耳炎，反复发作会严重影响宝宝的听力。

新生儿脱水热的诊治与护理

〖妈咪问询〗

蔡女士到诊所咨询：宝宝才出生3天便出现发热状况，体温为38.7℃，合并烦躁不安、皮肤潮红，口唇黏膜干燥等情况。请问这是怎么病？

〖询情解答〗

这种症状称为新生儿脱水热。这种病在天气干燥与炎热季节发病率较高，若人为地给宝宝

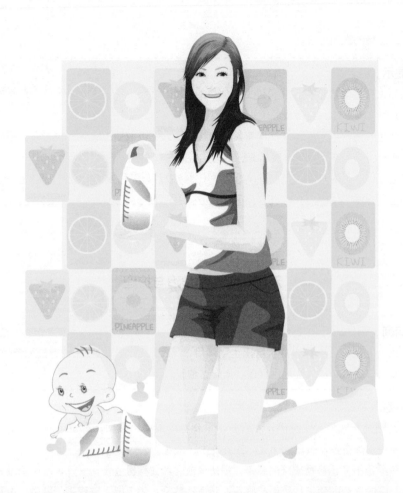

创造高温环境同样可引起脱水热。新生儿脱水热主要是由于新生儿体内水分不足而引起发热，原因主要有两方面：一是进入水分不足。新生儿出生后，经呼吸、皮肤蒸发、排出大小便等失去相当量水分，而出生后3~4天内母乳分泌量较少，如果不注意补充水分会造成体内水分不足。二是环境温度过高。爸爸妈咪害怕新生儿着凉，包裹过严，保暖过度，使其体温升高，呼吸增快，皮肤蒸发的水分增多，也可脱水。在以上情况下，新生儿蒸发损失的水分比钠盐的损失多，血清钠增高，血清蛋白也可增高。

〖护理方法〗

　　新生儿脱水热一般无需特殊治疗，只需喂5％的白糖水或温开水，每2小时一次，每次15~30毫升即可。若新生儿服液困难可采取静脉输液。只要补充足够的水分，体温会降至正常，脱水症状自然消失。另外，还可以用75%酒精兑等量水蘸擦颈部、腋下、大腿等处进行物理降温，但无需全身擦拭，否则很可能造成新生儿酒精中毒。用冷水袋、毛巾冷敷或温水浴也是为新生儿退烧的常用方法。

〖温馨提示〗

　　如果新生儿生理性体重下降超过出生体重的10%，而且回升较缓慢，则是不正常的。应查明原因，看是否有呕吐、拉稀或感染等病理因素，并及时予以治疗。

　　如果新生儿因感染而发热往往伴有其他症状，比如呼吸增快、腹泻、精神差、拒奶等。妈咪发现这些症状一定要及时到医院检查，因为宝宝越小，发热的危险性越大。

　　当新生儿体温达39℃以上时，可以给他枕上冷水袋，以防过高的温度对大脑造成伤害。

新生儿腹泻的诊治与护理

〖妈咪问询〗

　　方女士到诊所问诊：家里的宝宝出生刚满月，早上6点钟到下午2点钟，拉大便6次，每次都比较稀薄，最后两次基本都是水样便。请问这种腹泻该怎样护理？

〖询情解答〗

　　新生儿腹泻表现为大便稀薄，水分多，呈蛋花样或绿色稀便，严重者为水样便，粪质很少，同时排便次数增多，每日5～6次，甚至多达10余次。

　　腹泻的原因很多，病毒或细菌感染，喂奶量或乳汁含糖量过多，受惊，对牛奶过敏或肠道缺乏消化、吸收乳精的酶等均可引起腹泻；肠道外感染，如上感、脑膜炎、肺炎、中耳炎、肝炎和肾盂肾炎也可伴有腹泻。

　　新生儿腹泻后果非常严重，患儿很容易发生类休克状况，产生严重脱水、代谢性酸中毒。其中新生儿流行性腹泻常常因为其症状重，病程长，并在新生儿群中形成流行而被认为是最严重的一种新生儿腹泻。这种腹泻多由致病的大肠杆菌、沙门氏菌、轮状病毒及腺病毒等引起，因轮状病毒多发生在秋季，所以也叫新生儿秋季腹泻。

〖护理方法〗

　　新生儿在腹泻急性期一般不能耐受乳汁，需禁食6～12小时，给予补充高浓度葡萄糖和电解质溶液。禁食时间不宜太长，以免影响新生儿营养，好转后可逐渐喂以母乳。新生儿体液占体重比例高，当腹泻严重时容易发生脱水、酸中毒，所以必须要注意补充热能、水和电解质，迅速纠正水和电解质紊乱，同时要选用有效的抗生素治疗。

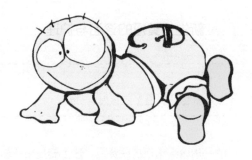

新生儿皮肤感染的诊治与护理

〖妈咪问询〗

顾女士来诊所咨询：家里的小宝宝刚好满月，现在是秋季，最近又经常下雨，天气又冷又潮湿，细菌繁殖较快。问应该怎样预防新生儿皮肤感染？

〖询情解答〗

新生儿全身免疫功能尚未成熟，产生抗体的能力不足，白细胞吞噬病原菌能力差，皮肤黏膜娇嫩，对感染性疾病的抵抗力低，因此也就很容易患细菌、病毒、霉菌等感染性疾病。

〖护理方法〗

为保护新生儿免受各种感染，平时应从以下各方面加以注意：

新生儿皮肤黏膜娇嫩，很多妈咪眼睛看不到的小破损，常常会成为细菌入侵的最佳途径，因此，平时应使新生儿保持皮肤清洁，尽量避免破损，所穿内衣应柔软。体表褶皱部位，比如腋窝、颈部、臀部等易因摩擦而糜烂，每天可用柔软的毛巾蘸温水轻轻洗净，并扑上少量爽身粉。有一点要注意的是，新生儿口腔黏膜嫩，在牙龈边缘及上腭正中有黄白色粟粒大小的小肉球，俗称"马牙"。这是上皮细胞的堆积，切勿挑破，如果挑破或擦破易发生细菌感染，并可引起败血症。

有的新生儿在出生一周内会出现乳房肿大现象，有的还有少量乳汁分泌。这是受妈咪内分泌影响所引起的，一般2～3周就会自动消退，不能用手挤压，因挤后细菌进入体内会发生乳腺炎。

〖温馨提示〗

新生儿呼吸道感染易蔓延成肺炎，主要因为呼吸道分泌型免疫抗体少，咳嗽力弱的缘故；同时又因为新生儿鼻腔狭，声门窄，发生炎症时黏膜充血、水肿，容易发生呼吸困难。此外，细菌性呼吸道感染也会通过呼吸道黏膜引起全身性败血症。因此，应尽可能减少亲友来探望新生儿。

新生儿黄疸的诊治与护理

〖妈咪问询〗

吴女士到诊所咨询：什么是新生儿黄疸？应该怎样处理？

〖询情解答〗

大部分新生儿在出生后的一周内会出现皮肤黄疸，这主要是由于新生儿胆红素代谢的特点决定的。一般来说分成两种，一种是生理性黄疸，一种是病理性黄疸。如果黄疸的程度较轻，属于生理性黄疸，妈咪不必过分紧张。

〖护理方法〗

生理性黄疸一般在新生儿出生后2～3天开始出现，出生后4～6天最黄，7～10天以后逐渐消退。

新生儿的生理性黄疸是可以自行消退的，但是病理性黄疸是由许多原因组成的一组疾病，必须尽早发现，尽早治疗。常见的几种病理性黄疸原因是：溶血性黄疸，感染性黄疸，阻塞性黄疸，母乳性黄疸等。有严重黄疸的新生儿应警惕核黄疸（由于胆红素、沉积在基底神经节和脑干神经核而引起的脑损伤）的发生，特别是未成熟儿，月龄越小发病率越高，一般可于重黄疸发生后12～48小时之内出现精神萎靡、嗜睡、吮奶无力、肌张力减弱、呕吐、不吃奶等症状，此时如及时治疗，可以完全恢复。

病理性黄疸不论何种原因，严重时均可引起核黄疸，其预后差，除可造成神经系统损害外，严重的可引起死亡。因此，新生儿病理性黄疸应重在预防，如孕期防止弓形体、风疹病毒的感染，尤其是在孕早期防止病毒感染；出生后防止败血症的发生；新生儿出生时接种乙肝疫苗等。

〖温馨提示〗

妈咪要密切观察宝宝的黄疸变化，如发现有病理性黄疸的迹象，应及时送医院诊治。

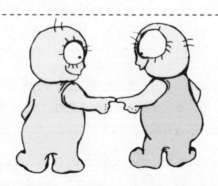

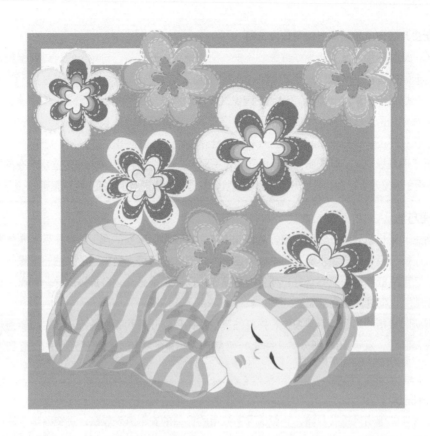

新生儿破伤风的诊治与护理

〖妈咪问询〗

郭女士到诊所问诊：儿子出生刚15天，当时是在镇卫生院出生的，由于卫生条件差，发生了破伤风，转到县人民医院就诊，现已治愈，出院回家。在家里护养期间，还有哪些方面应该注意？

〖询情解答〗

新生儿破伤风俗称锁口风、脐风、七日风、四六风，是由破伤风杆菌侵入机体引起的一种急性传染性疾病，多由接生时未严格消毒或脐部护理不当所引起。如果孕妇在家生宝宝，或者到非正规的诊所生宝宝，方法不当，很容易发生新生儿破伤风。其潜伏期一般为4~14天，以4~6天为多见，俗称"四六风"，最短仅24小时发病。潜伏期愈短，死亡率愈高。病情越重，则预后越差。

新生儿破伤风按临床表现可分为三期。

第一期是早期。宝宝拒食、好哭、不安，哭声低弱，有蹙眉、口角上提、口唇撅起等苦笑面容，下颌强直，不能张口或牙关紧闭，吸乳困难。

第二期是痉挛期。一般为1～4周，阵发性抽搐，四肢、躯干均强直，头后仰，腹肌紧张，躯干向后弯，两下肢伸直，足后屈，形成角弓反张。有时喉肌、呼吸肌也出现痉挛，引起青紫窒息、呼吸停止和心力衰竭而死亡。此期容易合并肺炎、败血症等。

第三期是恢复期。肌肉张力逐渐增强，牙关紧闭、苦笑面容、四肢强直等症状均有减轻，发作时不再引起窒息，口能轻轻张开，不影响吸吮，发作次数逐渐减少。肌张力恢复需2～3个月。

〖护理方法〗

新生儿破伤风必须在医院治疗，这样效果才比较理想。家庭护理主要是在患儿恢复期接回家中后，每日为患儿洗温水澡，用手按摩痉挛的肌肉。这既可保持皮肤的清洁、干燥，使患儿舒适，又可降低神经系统兴奋性，减少痉挛发作。同时多抱患儿，多抚摸皮肤，可满足其"皮肤饥饿感"，促进其身心恢复。

喂奶时要抱起患儿，取斜坡位，并应注意观察面色、呼吸和吞咽情况，喂完后要抱片刻，再取右侧卧位，观察10～15分钟，防止吐奶窒息。奶量和喂奶次数可逐渐增加，直到恢复正常。

〖温馨提示〗

新生儿的破伤风重在预防，一般情况下城市的产妇的安全意识较高，讲究科学分娩；农村的产妇在这方面相对来说意识比较薄弱。因此，我们应该提倡新法接生，最好是到妇产医院生产。

新生儿硬肿症的诊治与护理

〖妈咪问询〗

钱女士到诊所问诊：自己的宝宝已出生6天，从昨天开始，宝宝的右手和右肩的皮肤有点浮肿、发硬，捏起来好像在捏橡皮一样。心里很紧张，不知这是什么毛病？对宝宝的健康影响大不大？

〖询情解答〗

有些新生儿生后1周，全身或局部的皮肤出现浮肿、发硬，捏按像硬橡皮一样。这是由于受寒、早产、感染、窒息等多种原因引起局部或全身血液循环障碍，使得局部脂肪凝固的一种新生儿硬肿症。

只硬不肿者称为新生儿皮脂硬化症，单纯由于受寒所致者称为新生儿寒冷损伤综合征。

新生儿硬肿症多发生在寒冷季节，但由于早产、感染等因素引起者也可见于夏季。绝大多数于生后不久或生后7~10天内发生。

新生儿硬肿症除皮肤肿硬外，还可能出现不吃、不哭、不动、体温不升、体重不增征兆，病情严重者可并发肺炎、肺出血、心力衰竭。

〖护理方法〗

预防硬肿症应从产前着手，做好产前保健工作，尽量避免早产，防止产伤。

严冬季节出生的宝宝应注意保暖，包裹新生儿的衣服、尿布、棉毯等要预先温热。新生儿出生后一定要包得暖和，如果脚还凉，可加用热水袋，但要包好隔开，防止烫伤。室温尽量保持在16~22℃。如果条件不够，把宝宝抱在怀里，用大人的体温温暖宝宝，也能预防硬肿症的发生。同时要精心喂养，供给足够的热量和水分，此外要注意预防感染。

〖温馨提示〗

如果发生了硬肿症，应该积极住院治疗，治疗重点是保暖。

新生儿阴囊水肿的诊治与护理

〖妈咪问询〗

岳女士抱着半月大的男婴到诊所问诊：10天前发现宝宝左侧睾丸肿起，表皮颜色没有变化，触摸也不痛，后肿起位渐渐变大，比右侧的睾丸大两倍。这是什么原因引起的？对宝宝以后的生殖功能有没有影响？

〖询情解答〗

经过检查，岳女士的宝宝患的是"阴囊水肿"，即阴囊外层里面积存了水分。如果是疝气引起的睾丸肿起，好好揉揉肠子，睾丸就会恢复原状；但阴囊水肿即使揉压也不会变小。一般来说，护理和治疗措施得当，大都没有什么问题。另外如果是疝气，阴囊里面装的是肠子，不像水那么透明。

阴囊水肿的护理比较容易，因为这种水肿会自愈的，大概过两三个月就会自然吸收而不留痕迹，吸收慢的也不会超过1年。

一般不要用注射器把里面的水抽出来。同时，在半个月至1个月的时间里，即使抽出来还会马上积水。在多次抽水的过程中，由于消毒不彻底，反而会引起化脓，即使不化脓也会使睾丸与之相连接的地方发生粘连。一旦发生粘连，需要做手术时就会困难，而且会伤着睾丸。

阴囊水肿在一侧的比较多，也有两侧都有的。如果等到1年还没有消失，可再行考虑手术。在阴囊水肿的同时，也有在同一侧发生疝气的，这也不要着急做手术，要等一等看。当疝气一直不好时可进行手术，在手术的同时也就解决阴囊水肿了。

〖温馨提示〗

有的宝宝会同时发生阴囊水肿和疝气，碰到这种情况，绝不能用针插进去抽水，这样会扎伤肠子。宝宝出生后1年发生的阴囊水肿不容易自愈，如果在半年以后没有好转的话，可考虑动手术解决。

128

新生儿腹股沟斜疝的诊治与护理

〖妈咪问询〗

柯女士到诊所咨询：儿子已经两个半月，昨晚大哭不停，经仔细观察和查找，发现儿子的左腹股沟有鼓起的肿块，在他停止哭泣后肿块慢慢消退，今天上午带他到社区诊所看中医，医生说是斜疝，开了两剂通气的中药。请问除了服药，护理患斜疝婴儿还需要注意些什么？

〖询情解答〗

腹股沟斜疝多见于男婴，早产儿发生率高，常与睾丸下降不全有关。约于出生后1周在腹股沟处见到小软包块，时消时现，其原因为腹膜鞘突在出生时仍未闭合，腹内容物进入其中形成疝囊。

〖护理方法〗

新生儿免疫力较差，妈咪平时一定要注意保暖工作，避免宝宝着凉。同时，宝宝剧烈哭闹、长期阵咳以及大便秘结、排尿困难等都能促使小肠进入疝囊，使疝气出现或增大。因此患了小肠疝气一定要预防呼吸道疾病，减少感冒、咳嗽，不偏食，多吃水果和蔬菜，防止大便干燥，避免剧烈运动和哭闹，这样就有可能减少疝气的出现。

〖 温馨提示 〗

　　如果宝宝已经形成疝囊且逐渐增大，可在6个月到1岁治疗；如果发生嵌顿时，应及时送急诊手术。

新生儿脓疱病的诊治与护理

〖 妈咪问询 〗

　　陆女士带着出生刚10天的女婴到诊所就诊：前天晚上宝宝的左手臂出现针尖大小的红色斑点，昨天中午斑点变为水疱，并迅速扩大如黄豆，脸上也开始出现水疱，疱周有炎性红晕，疱膜较薄、易破。请问这是什么病？为什么病情变化会这样快？

〖 询情解答 〗

　　经检查，陆女士的宝宝患的是新生儿脓疱病，又称新生儿天疱疮，是发生在新生儿身上的一种以大疱为主的急性传染性化脓性皮肤病，发病急剧，传染性强。

〖 护理方法 〗

　　对患儿应做好隔离措施，立即进行脓液培养，鉴别菌种，做药敏试验以选择最有效的抗生素。局部可涂0.5%新霉素软膏或1%龙胆紫溶液，并在患处向四周正常皮肤每隔2～3小时涂75%酒精，以减少自然接触传染的机会。

　　为预防脓疱病，对新生儿的胎脂不应于生后立即擦去。因为胎脂能补偿角质层不足，对皮肤有保护作用。生后1周内新生儿应用无菌的矿物油或棉籽油轻轻将会阴、皮肤褶皱处（颏下、腋窝、腹股沟等）的胎脂擦掉，其他部位的胎脂应全部保留，直至脱脐前。

　　新生儿皮脂腺不发达，皮肤油脂较少。但也不必涂擦油脂以求滋润，因油脂会堵塞皮脂腺毛孔和汗孔，不利排泄，易生痱子，易于积菌感染脓疱病，同时也妨碍皮肤的呼吸作用。

〖 温馨提示 〗

　　要注意居室通气换气，加强消毒隔离，保持一定室温。不要将宝宝包扎过紧，尽量使其舒适少哭，保持皮肤干爽。宝宝穿用的内衣、被单、尿布应以细软的棉布为宜，最好别用旧布制成内衣，以免引起感染；羊毛内衣容易致敏而引起皮炎，最不适用；丝绸和人造纤维等物质也偶有致敏作用，不适合宝宝穿着。

新生女婴阴道出血的诊治与护理

〖妈咪问询〗

　　梁女士抱着出生刚5天的女婴到诊所问诊：今天清晨，发现宝宝的下身流出一些深红色的血液，比较稠。这是什么原因引起的？不知道会不会影响健康？

〖询情解答〗

　　有些出生4～5天的女婴，阴道里有时会流出一些深红色的血液，且常伴有黏液，还有些女婴阴道流出的不是血液，而是一些酷似白带的白色黏液。妈咪不必为此担心，其实这是女婴特有的生理现象，临床上叫"假月经"和"新生儿白带"，属于正常的、暂时的现象。

　　女婴在母体内受雌激素的影响，子宫内膜和阴道上皮细胞一直呈增殖、增生、充血状态。宝宝出生后，雌激素的作用很快中断，增殖的子宫内膜细胞便脱落，形成了类似月经的"激素撤退性出血"，出血量不多，一般几天后会消失，白带1周后也会自行消失。

〖护理方法〗

　　遇到上述现象，一般不作处理，但要保持会阴部清洁。看到会阴部分泌物，用纸巾轻轻擦去即可；但不能用力擦拭，以免擦伤会阴部皮肤，引起感染。如果分泌物较多，可用高锰酸钾稀释后（呈淡粉红色）清洗外阴部；如果出血量多，而且持续几天后仍不消失，则要及时带宝宝去医院检查治疗。

新生女婴乳房肿大的诊治与护理

〖妈咪问询〗

　　章女士到诊所问诊：女儿出生刚5天就发现她的左侧乳部有肿胀现象，宝宝也不怎么哭闹。请问宝宝为什么会出现乳房肿大现象？

〖询情解答〗

　　有的新生女婴在出生3～5天内会出现双侧或一侧乳房一时性肿胀的现象，有的女婴还会从乳头渗出黄白色的乳汁，这是一种正常的生理现象。出现这种情况主要是胎儿在母体内受到妈咪雌激素、孕激素、催乳素等持续影响所致。这些激素能促进乳腺的发育和乳汁的分泌，胎儿在母体通过胎盘受到影响，有的新生儿会出现乳房肿大和泌乳现象。

　　宝宝出生后，不能再从母体得到这些激素，而体内残留的部分随时间的推移，含量逐渐下降，肿大的乳房也就渐渐消失，一般在出生后3~4周自行消退。这是新生儿特有的生理现象，医学上称为"新生儿乳腺肿胀"，不必特殊处理。

〖护理方法〗

妈咪如果发现新生儿乳房肿大或者有乳汁分泌时，不必紧张；但切忌用手去挤，以免发生细菌感染。新生儿皮肤很柔嫩，免疫功能低下，对细菌抵抗力弱，挤压时一旦皮肤受损，病菌就会乘虚而入，从皮肤破损处进入乳腺管，尤其是金黄色葡萄球菌感染，会造成新生儿急性乳腺炎，严重的还可导致败血症。

〖温馨提示〗

如果发现宝宝乳房出现红肿，有痛感哭闹时，要注意乳腺是否感染化脓，必要时可找医生处理。

新生儿低血糖的诊治与护理

〖妈咪问询〗

蒙小姐到诊所咨询：一位朋友一周前生了一个女儿，可是小宝宝患上了低血糖。自己刚怀孕两个月，很想了解该怎样做才能预防新生儿发生低血糖？

〖询情解答〗

低血糖在新生儿期较为常见。原因是新生儿出生后头几天内能量的主要来源是糖，而在胎儿期肝内储藏糖原较少，特别是出生低体重儿、早产儿、双胎儿，生后如不提早进食，很容易发生低血糖。新生儿处在大脑的快速发育时期，需要消耗大量的葡萄糖，如果这时葡萄糖的来源不足或发生了葡萄糖生成障碍，那么新生儿就容易出现低血糖。

如果新生儿发生了低血糖又未得到及时的治疗，会导致严重的后果，轻者智力发育迟缓，重者可出现智力低下，甚至发生脑瘫等，而且血糖的浓度越低，新生儿的脑损伤程度就越重。因此，预防新生儿发生低血糖非常重要！

〖护理方法〗

对于新生儿低血糖，预防比治疗更重要。那么，怎样预防新生儿低血糖呢？目前，临床医生普遍认为产妇的合理进食是预防新生儿低血糖的关键。自然分娩的产妇应在生产前后适当进食，并应以富含热量的流食、半流食为主，如藕粉冲液、果汁、稀面条、稀饭等，但需少量多餐。当产妇因情绪紧张、焦虑而缺乏食欲或畏惧进食时，可在产程中给其静脉滴注5%～10%的葡萄糖溶液。经剖宫产出生的新生儿比经阴道娩出的新生儿更易发生低血糖，这与产妇的禁食时间较长和术中补盐多于补糖有关。所以，对需进行剖宫术的产妇应在术前给其静脉滴注5%～10%的葡萄糖溶液，这样可提高产妇生产时的血糖浓度，有利于满足宝宝对葡萄糖的需求。

〖 温馨提示 〗

　　无论是自然分娩的产妇还是实施剖宫术的产妇，都应尽可能地在产后30分钟内就给宝宝喂奶。同时，产妇还需根据自身的情况及早进食，丰富母乳营养，避免新生儿出现低血糖。

新生儿化脓性脑膜炎的诊治与护理

〖 妈咪问询 〗

　　胡小姐到诊所咨询：表妹刚生了一个男婴，已经17天了，现正在住院治疗，医生诊断其患上化脓性脑膜炎。请问这是怎么回事？该怎么护理？

〖 询情解答 〗

　　新生儿化脓性脑膜炎是指在新生儿期内由化脓菌引起的脑膜炎症，常继发于败血症或为败血症的一部分，是新生儿期严重的急性感染性疾病。新生儿患化脓性脑膜炎，早期常出现哭声改变、尖叫、易激怒、易惊，随即哭声变弱，甚至不哭转为嗜睡、呕吐（为喷射性呕吐），头后背发直，两眼凝视或斜视，全身伴有抽搐等症状。

　　此病发病率较高，足月儿为0.5‰～1‰，早产儿比足月儿高4倍，病死率可高达50%，存活者中50%可发生脑积水、失明、智力低下等神经系统后遗症。

〖 护理方法 〗

　　新生儿如果患上这种疾病，必须住院由专业医生进行护理，妈咪要做好配合工作，仔细观察患儿的变化。在护理方面要注意以下事项：做好急救准备，发现惊厥、昏迷或病情骤变应及时报告医生处理；昏迷、持续惊厥或休克患儿应专人守护，监护呼吸、脉搏、体温、血压及病情变化，大小便次数及出入量；保持呼吸道通畅，呕吐时将婴儿头侧向一方，及时清除鼻咽部分泌物及呕吐物，以防吸入性窒息；注意口腔护理。

饮食应少量多餐，食后少动，避免呕吐；若病情许可，可竖直抱起或抬高床头约20分钟；吞咽困难可用鼻饲；使用磺胺或肾毒性抗生素者应给予充足的液体饮食。

〖温馨提示〗

如果患儿出现意外情况，必须马上通知值班护士和医生，避免发生险情。

新生儿肺炎的诊治与护理

〖妈咪问询〗

伍女士到诊所问诊：宝宝出生两天就得了肺炎，口周边有点发紫，不肯吃奶，在医院看医生后情况稳定。请问护理这样的患儿应该注意些什么？

〖询情解答〗

肺炎是新生儿时期常见的一种严重疾病之一，也是新生儿死亡的重要原因之一。体检可发现鼻尖或鼻根部发青或发白，鼻翼翕动，重者表现出口周紫绀、点头呼吸，吸气时出现三凹征。X线检查肺野可见斑片状阴影。新生儿肺炎临床上常无呼吸道症状，而表现为全身软弱、反应差、拒食、体重不增、面色苍白或紫绀、心率快、腹胀等，体温可升高或不升。部分患儿可出现鼻塞、呛咳、口吐白沫、呼吸急促或不规则等。新生儿肺炎多为吸入性肺炎，由于分娩过程中早期破水，产程延长，吸入污染的羊水或阴道分泌物所致。

〖护理方法〗

新生儿患了肺炎应及时进行治疗，并注意以下几个问题：患儿应取头高侧卧位，保持呼吸道通畅，以利于分泌物排出。对呼吸困难的患儿应供给氧气吸入。

注意降温或保暖。对发热患儿应进行降温，体温不升者应给予保暖，必要时置于暖箱内。皮肤温度保持在36.5℃左右，相对湿度保持在60%左右。应供给患儿足够的热量、营养和水分，增强机体的抵抗能力。

〖温馨提示〗

妈咪必须严密观察患儿病情变化，注意患儿的心率、呼吸、面色和口吐泡沫等，一旦发生不良反应和变化，必须马上通知医生，及时就诊。宝宝出院接回家后应尽量谢绝客人，尤其是患有呼吸道感染的人，一定要避免进入宝宝房内；产妇如患有呼吸道感染，必须戴口罩才能接近宝宝。

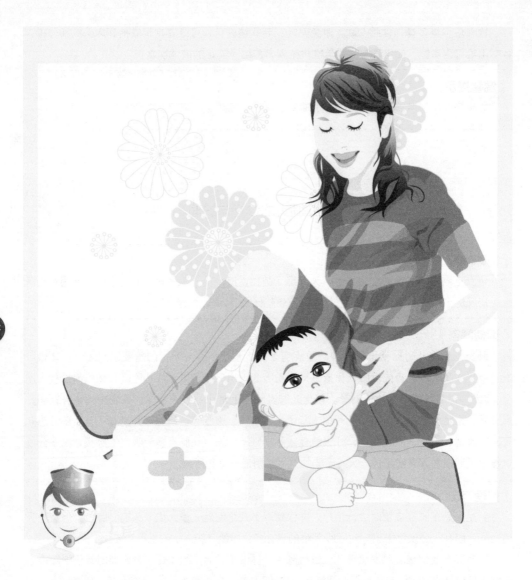

新生儿肝炎综合征的诊治与护理

【妈咪问询】

　　金女士现已怀孕32周，因有一好友的女儿出生半个月后不幸患上肝炎综合征，因此金女士特地到诊所了解应该怎样预防新生儿患上这种病。

　　新生儿肝炎综合征是一种以持续性黄疸、血清胆红素增高、肝或肝脾肿大及肝功能不正常为主的疾病症候群的总称。这是由多种致病因素引起的，其主要病因是病毒感染，除乙型肝炎病毒之外，其他多种病毒均可以通过胎盘感染胎儿，从而使胎儿的肝脏致病，并连累其他脏器器官。

　　除了病毒感染外，多种细菌感染，部分先天性代谢缺陷疾病的肝脏病变，肝内外的胆管闭锁及胆汁黏稠综合征所致的肝脏损害等，均属于新生儿肝炎综合征范围。

〖 护理方法 〗

　　首先要让宝宝休息，避免患儿哭闹，以减少消耗；其次应取平卧位，以增加肝、肾血流量，提高肾小球滤过率。

　　营养饮食。母乳喂养或给予低脂、高蛋白、高维生素饮食，有肝昏迷者应限制蛋白质摄入。

　　按消化道隔离。如果是同病种患者住在同一病室，必须实施床边隔离。室内保持空气流通，每天开窗通风2次，每次30分钟。

　　为患者进行护理时，接触患者或污染物品后，在护理下一个患者前应严格消毒双手，防止交叉感染。患者的生活用具必须专用并消毒，病室的床头柜、床、椅和地面等应每天消毒。

135

〖 温馨提示 〗

　　新生儿肝炎综合征发病的初期表现为黄疸，起病缓慢，一般在出生后数天至数周内出现，并持续不退，病情较重，伴有吃奶不好、恶心、呕吐、消化不良、腹胀、体重不增、大便浅黄或灰白色、肝脾肿大等。出现上述症状要及时治疗，一般情况下，宝宝会很快恢复健康。

新生儿坏死性小肠结肠炎的诊治与护理

〖 妈咪问询 〗

　　廖小姐到诊所问诊：表姐生了一个女婴，4天了，没想到发生了坏死性小肠结肠炎，现在儿科住院医治。请问什么是坏死性小肠结肠炎？

〖 询情解答 〗

　　小肠结肠炎一般发生在体重低于2500克的早产儿，于出生时曾发生过窒息或出生后曾患过呼吸困难、败血症或腹泻等疾病的早产儿更容易引发本病。

小肠结肠炎的发病原因与肠壁缺氧及肠道细菌感染关系密切。因为缺氧时，机体调整血流分布，为了使重要器官得到较多氧气，使肠壁缺氧加重，再因肠壁受损，肠道细菌乘机侵入，可引起肠黏膜坏死，重者肠壁各层都可能坏死，甚至并发肠穿孔。

小肠结肠炎没有明显的季节性，男女发病率大致相同。有窒息、换血等诱因者发病多在生后2周内，以2～10天为高峰；因腹泻、败血症或无诱因而发病的宝宝则起病时期较晚，在出生后3～4周或7～8周发病。

〖护理方法〗

治疗期间应严格禁食，停止一切喂哺5～10天。禁食期间从静脉滴入葡萄糖液、生理盐水和营养液，有时需输血或血浆。待症状消失后开始喂糖水和喂奶，均应从少量到多量逐渐增加。为控制肠道细菌感染，需用抗生素治疗，如用庆大霉素、卡那霉素和氨苄青霉素等。

新生儿结膜炎的诊治与护理

〖妈咪问询〗

卢女士抱着出生才5天的女婴到诊所问诊：从昨天下午开始，发现宝宝双眼有黄白色的分泌物，而且越来越多。这是否喂养不当，造成宝宝"上火"而引起的？

〖询情解答〗

经检查，卢女士的宝宝患上新生儿结膜炎。新生儿患病的原因有几种：第一可能是宝宝在娩出过程中被产妇阴道内的病菌侵入所致；第二是如果胎膜早破，胎儿在宫内也会受到细菌的感染而导致发病；第三是宝宝出生后，可能由于妈咪或护理人员的手指和毛巾污染而导致发病。常见病原菌为肺炎球菌、葡萄球菌、大肠杆菌和巨细胞包涵体病毒等。

一般在出生时或生后2～3天出现症状，两侧眼睑红肿，流出脓性分泌物。由于巨细胞包涵体病毒所致的结膜炎常发生在温暖季节，发病缓慢，于出生后5～10天出现症状，以结膜下穹为显著，球结膜也会受到波及，如果没有及时治疗，经过1～2周后容易迁延成慢性，可长达1年之久，偶尔会导致脉络膜视网膜炎及视神经萎缩。

〖护理方法〗

宝宝出生后即用0.5%红霉素或1%四环素眼膏涂抹结膜，或使用眼药水滴眼预防。妈咪在照料宝宝时，一定要保持自己的双手及衣服清洁，千万不能用不干净的手帕擦洗宝宝的脸部和眼睛。如果宝宝的眼部有分泌物，或是已患上结膜炎，在护理时要将消毒棉签在温开水中浸湿（以不往下滴水为宜），轻轻擦洗眼部分泌物。如果睫毛上粘着较多分泌物时，可用消毒棉球浸上温开水湿敷一会儿，再换湿棉球从眼内侧向眼外侧轻轻擦拭。一次用一个棉球，用过的就不能再用，直到擦干净为止。每次清除宝宝眼部分泌物时，切记要先用流动的清水将手洗净。对宝宝用过的物品，特别是毛巾、手帕要进行消毒。

常用的眼药水为0.25%的氯霉素眼药水；如果是淋球菌感染，选用青霉素眼药水；衣原体眼炎用红霉素眼膏，还可用0.5%的金霉素眼药水滴眼或0.1%的利福平眼药水滴眼。

操作时妈咪手持眼药瓶，将药水滴入宝宝的外眼角，不要滴在黑眼珠上或让药瓶口碰触眼睫毛，瓶口离眼要保持2厘米，每次2～3滴即可。滴后松开手指，用拇指和食指轻轻提上眼皮，以防药水流进鼻腔。如果双眼都需要滴药，应先滴病变较轻的一侧，然后再滴较重侧，中间最好间隔3～5分钟。

〖温馨提示〗

使用的药物一定是经医生诊断后开的药，千万不能自己随便买药为宝宝使用，以免出错，对宝宝造成更大的危害。

新生儿败血症的诊治与护理

〖妈咪问询〗

洪女士到诊所咨询：朋友刚生了一个男婴，1个月大，不幸患上败血症。请问，应该怎样预防这种疾病发生？

〖询情解答〗

新生儿败血症是严重的全身性的细菌感染，由于细菌进入血液循环，不断繁殖及产生毒素而致病，也可以同时停留在某些脏器上，发生转移病灶。

新生儿容易发生败血症，未足月儿表现为厌食、拒奶、溢奶、虚弱、面色苍白、口周发青、体重不增长、体温不恒定、会发热，也会体温正常或不升高，足月儿（生后2～4周）多表现为发热、精神反应差、吃奶不好、烦躁不安、皮肤老化等。

重症患者可出现不规则的体温，甚至高热，有明显中毒症状，面色苍白、发青或发灰；安静时出现心率增快、黄疸加重，会发生高胆红素血症。新生儿败血症常并发肺炎，当局部症状不重，难以解释全身中毒症状时，应考虑败血症。

虽然新生儿容易发生败血症，但了解了细菌入侵途径后，还是可以预防的。

孕妇要做好产前检查，保证孕期健康和接生时无菌操作。对刚出生的宝宝，每日应该清洁全身皮肤，大小便后清洁臀部，脐带未脱落前要防止大小便污染，包脐带的纱布应消毒，脐部如有少许渗出或脓性分泌物，可先用3%的过氧化氢溶液清洁脐部后再涂上1%的龙胆紫，如处理无效应到医院就诊。避免用布擦口腔而损伤口腔黏膜；室内需保持空气新鲜；产妇如果患上感冒，喂奶时必须戴上口罩。宝宝如果发生皮肤感染、感冒、腹泻等，必须及时治疗。

〖护理方法〗

治疗败血症需要及时应用大剂量有效抗生素，必要时尚需少量多次输鲜血和血浆，以增加患儿抵抗力，对于体温不升的患儿采取保暖措施，体温高者可用物理降温。脐部、皮肤局部感染者可涂75%的酒精，或2%的龙胆紫，也可用呋喃西林湿敷。

〖温馨提示〗

新生儿败血症病情危险，治疗棘手，所以妈咪必须重视做好预防工作，注意卫生，尽量减少新生儿与人群接触，避免感染病菌。如果妈咪有感染时，要防止传给新生儿。如果妈咪患感冒，最好戴口罩喂奶，接触宝宝前要清洗双手。新生儿的用品如毛巾、脸盆、杯匙等要独自使用。尽量做到每天给新生儿洗澡，要查看全身皮肤有无破损或出现小脓点，特别是腋窝、颈部、腹股沟等多褶皱的地方，或耳朵有无流水，眼睛分泌物是否增多，脐带结扎处是否有脓性分泌物。发现这些异常情况应及时去医院诊治，以免耽误时机。

新生儿低血钙的诊治与护理

〖妈咪问询〗

柳女士来诊所咨询：表弟的儿子刚出生3天，经医生诊断患上新生儿低血钙。请问什么是新生儿低血钙？

〖询情解答〗

新生儿低血钙症的临床表现轻重不一，主要表现有不安、惊跳、震颤、惊厥，偶可出现喉痉挛和呼吸暂停。发作期间宝宝一般情况良好，但肌张力稍高，腱反射增强。

当新生儿血钙总量低于7.0毫克/分升，或者游离钙低于2.5～3.5毫克/分升，称为低血钙症，这是新生儿惊厥的重要原因之一。新生儿低血钙发病因素有多种，其发病时间也有不同。

一是早期低血钙，指出生后72小时以内出现的低血钙症。多发生于出生低体重儿、曾窒息的婴儿、患呼吸窘迫综合征的婴儿及妈咪患糖尿病的婴儿，因他们的甲状旁腺功能比正常婴儿差，钙的储备量少，肾排磷功能低，因此容易出现低血钙症。

二是晚期低血钙，指出生后72小时至第3周以内发生的低血钙症。多见于人工喂养者，因牛乳、黄豆粉制的代乳品和谷类食品中含磷高，超过肾脏廓清能力，于是血磷增加，致使血钙降低。

【护理方法】

低血钙患儿如出现惊厥可用10%的葡萄糖酸钙2毫升/千克/次缓慢静注，注射过程中要注意心率保持在80次/分以上，还要注意不使钙剂溢出静脉外，因溢出静脉外可发生组织坏死和钙质沉着。惊厥停止后改为口服钙剂，服钙时间根据病情而定。口服氢氧化铝乳剂可减少磷在肠道的吸收。3周后发病者除口服钙剂外，同时每天口服维生素D10000～25000国际单位，口服双氢速固醇（AT10）0.05～0.1毫克/天，也可收到较好的疗效。

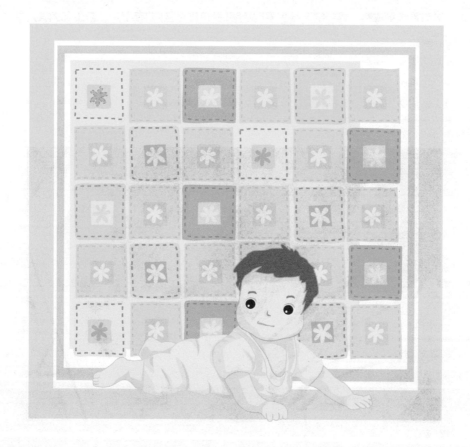

新生儿出血症的诊治与护理

方女士到诊所咨询：女儿刚出生3天，今天上午宝宝的大便带血，量不多，拉了三次大便都是这样。请问这是什么病？该怎样护理？

〖询情解答〗

经检查，方女士的女儿患的是新生儿出血症。此症是指因暂时性凝血障碍而引起的自然而持久的出血，又称为新生儿低凝血酶原血症，是由于维生素K依赖的凝血因子显著缺乏所致的一种自限性疾病，多发生于产后的2~4天，但早产儿可晚至生后2周发病。发病特点为缓慢地、持续地渗血，以胃肠道多见。患儿一般有呕血或柏油样便血，故民间亦称"新生儿黑粪症"，但新生儿出血症是真性黑粪症。另外还可有脐部出血及皮肤、皮下组织出血，呈点状，多见于分娩过程中受压的部位，如枕骨后、脚趾、背部及尾骶部，偶可发生颅内出血。

影响维生素K吸收的因素有如下几种：新生儿初生时肠道无菌，奶量不足，影响维生素K的合成；肝酶系统不成熟；妈咪缺乏维生素K及胎儿肝内维生素K贮存不足；新生儿尤其是早产儿胆汁中胆酸的含量较低。

新生儿出血症出血可急可缓，或自然出现或经轻伤引起。程度可不同，轻微渗血常被忽略而自愈，严重者较少见，但也可发生致命性大出血。最常见的出血是胃肠道处，新生儿会出现吐血及便血症状，吐出物呈棕色，便血轻者只有2~3次黑便，重者有黑便或鲜血便，甚至可导

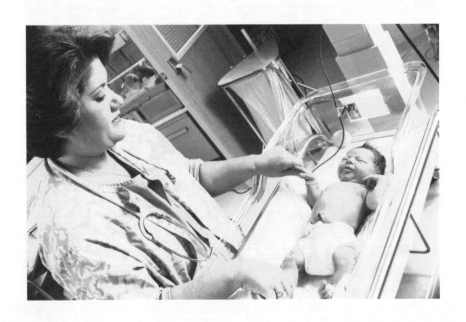

致贫血、休克、死亡。其次是皮肤出血，也可自取血及注射部位、轻度的外伤及术后伤口等处渗血不止。脐部出血与脐带结扎无关，轻者为渗血，重者则出血不止。

〖护理方法〗

预防的要点是加强孕妇的营养，尤其是在妊娠晚期要多吃新鲜蔬菜和水果，以增加维生素k的摄入量，保证胎儿的需要。

对新生儿的护理要做到早期喂养。新生儿出生后1～2小时喂糖水，4～6小时开始喂母乳；早产儿出生后4小时试喂糖水，如果宝宝吮吸吞咽能力好，就可直接喂母乳。这样做可促进其肠道内菌群的形成，使之有利于维生素k的合成。

对初生的新生儿，尤其是早产或母体缺乏维生素k的婴儿，在生后一周内要特别注意观察其精神、神志、面色、呕吐物和大便情况（主要观察其性质、次数、颜色和量），以及身体的其他部位有无出血倾向。如有出血，应立即送医院诊治，同时少惊动患儿，保持安静，以减少出血。如果宝宝发生消化道出血明显，必须禁食。

〖温馨提示〗

新生儿出生后，早期喂牛奶对本病有预防作用。

新生儿溶血症的诊治与护理

〖妈咪问询〗

麦女士到诊所咨询：自己刚好怀孕5周，此前常听到"新生儿溶血症"这种疾病。请问致病原因是什么？该怎样预防和治疗？

〖询情解答〗

新生儿溶血症是指母婴血型不合，母血中对胎儿红细胞的免疫抗体（IgG）通过胎盘进入胎儿血液循环，发生同种免疫反应而引起的贫血。在新生儿期，有许多种原因引起溶血性疾病，其中母儿血型不合引起的溶血病较常见，特别是以ABO系统血型不合最常见。

新生儿溶血症对新生儿的危害较大，宝宝在出生后短时间内出现黄疸、贫血、肝脾肿大、水肿，累及神经系统可出现躯体强直痉挛，甚至呼吸衰竭死亡；即使存活，也会影响智力发育及神经功能。

母儿血型不合引起的溶血症大致有两种：一种是ABO血型不合，一般只见于妈咪是O型血而胎儿是A型血或B型血的情况。第一胎就可发病，但病情往往相对较轻，危害性较小。另一种是RH血型不合。汉族人一般RH阳性，仅0.34%为阴性。如妈咪RH阴性，胎儿为阳性就可能发病，多见于第二胎，病情一般较重。

〖护理方法〗

ABO溶血病患儿主要表现为黄疸、肝脾肿大、贫血。临床症状轻重差别很大，轻者常与新生儿生理性黄疸相似，严重者可有明显的症状。新生儿出生后要严密观察黄疸出现时间，一般在出生后第2～3天出现黄疸，严重者24小时内就出现；并要注意黄疸加深速度，如胆红素浓度过高，不及时处理可引起胆红素脑病，以后影响智力，所以ABO溶血病要及早治疗。

光照疗法。它是治疗新生儿黄疸最简便有效的方法，优点是退黄疸快，副作用少。皮肤黄疸接受光照后胆红素可分解成水溶性，从肠道、尿中排出体外，从而降低血中胆红素浓度，可避免胆红素脑病的发生。采用这种疗法，有的宝宝可出现一过性皮疹，大便次数增多等轻微的副作用，这些症状不需要处理，停光照后可自愈。

药物治疗。黄疸较严重者可采用反复多次光照疗法，同时加用药物治疗。可用抑制抗原反应的药物以减少继续溶血，活跃肝细胞酶系统，可加速胆红素代谢和排泄或阻止胆红素在肠道的再吸收，也可采用中药利胆退黄。

补充铁剂或输血。绝大多数ABO溶血病的宝宝不需要换血，经积极治疗后预后良好。新生儿ABO溶血病常同时伴有贫血，其程度与溶血程度一致。轻度溶血者常贫血较轻，严重溶血病患儿可有较重的贫血，可根据贫血程度给予补充铁剂或输血等相应的治疗。

〖温馨提示〗

妈咪在孕前、孕期检查，可减少溶血病的发生。有可能怀上母婴血型不合溶血病胎儿的妈咪，如在孕前被查出血型抗体效价高者，可在孕前先进行中药治疗来降低抗体，预防怀孕后宝宝患ABO溶血病。孕期诊断为血型不合溶血病者，在24、30、33周各进行10天的综合治疗，以提高胎儿的抵抗力。自预产期前2周开始口服肝酶诱导剂，可加强胎肝细胞葡萄糖醛酸与胆红素的结合能力，从而减少新生儿胆红素脑病的发生。

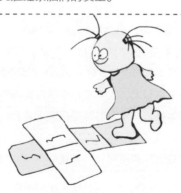

第二节 医疗用药与护理

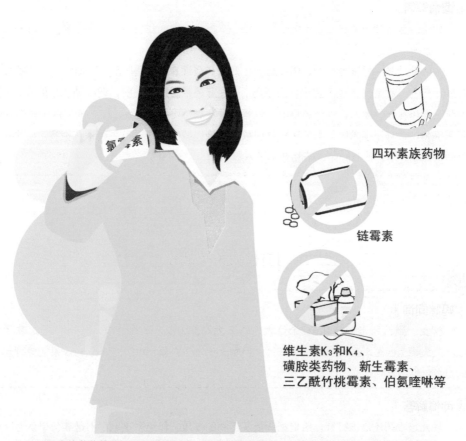

四环素族药物

链霉素

维生素K₃和K₄、
磺胺类药物、新生霉素、
三乙酰竹桃霉素、伯氨喹啉等

（1）四环素族药物较易沉积于骨组织中，阻碍骨骼的发育，服用数日可使牙齿变黄，不宜用。

（2）卡那霉素、庆大霉素治疗不要超过10天，以免损伤听神经及肾功能。

（3）链霉素对听神经亦有影响，对肾脏也不利，故不宜用。

（4）氯霉素可抑制骨髓，并发灰色综合征，不宜用。

（5）维生素K₃和K₄、磺胺类药物、新生霉素、三乙酰竹桃霉素、伯氨喹啉等易引起新生儿黄疸现象，不宜用。

（6）杜冷丁、吗啡、可待因对敏感者易引起中毒，应慎重使用。

给新生儿喂药的方法

〖 妈咪问询 〗

何女士到诊所咨询：女儿30天大了，晚上睡觉时不小心着凉感冒，因为宝宝太小，给她喂药非常麻烦。请问有哪些好的方法能解决这个难题？

〖 询情解答 〗

妈咪给宝宝喂药要耐心，不能烦躁，细心掌握宝宝的饮食习惯，慢慢摸索，结合别人的经验，肯定能找到好的方法。

新生儿的味觉是很敏感的，因此给新生儿喂药应注意：1.喂药前不要哺乳，以免拒食。饱食后喂药易引起呕吐，故不宜饱食后喂药。2.注意药片要磨成细粉，调成糊状才能喂。3.喂药时禁忌捏鼻孔强行灌入，以免药物呛入气管而致窒息；可用小匙盛药后顺着口腔的颊侧慢慢地喂入嘴内，这样不易呛咳。4.苦味药物应放少许糖以减少苦味，避免新生儿拒食。5.喂完药后可喂一点温开水，让口腔中的药物全部进入胃内。

打针与吃药的选择

〖 妈咪问询 〗

柳女士到诊所咨询：儿子3个月大，昨天发烧38.6℃，先在社区医院看医生，拿了点药吃。丈夫相信西医，坚持要给儿子打针，但柳女士就觉得看中医、吃中成药效果会更理想。请问是打针好还是吃中成药好？

〖 询情解答 〗

患儿该吃药还是该打针，应根据病情及药物的性质、作用来决定，不是靠父母认为哪样好就用哪样。有些病口服用药效果好，如肠炎、痢疾等消化道疾病，药物通过口服进入胃肠道，保持有效浓度，能收到很好效果。还有一些药只能口服，不能注射，如咳嗽糖浆等，所以不能只迷信打针。药物被口服之后，大部分能够被身体所吸收，经过血液循环运送到全身而发挥作用。

通过打针注射给药，药物吸收快而规则，所以有些病是打针效果好。但是打针痛苦大，还有可能造成局部感染或损伤神经（虽然几率很低）。反复打针，局部会有硬结，肌肉收缩能力减弱，少数发生臀大肌挛缩症，还得要进行手术治疗。所以，宝宝有病，能口服药的应尽量口服为好。

6

婴儿期护养（3~12个月）

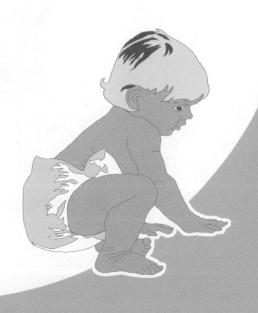

第一节　婴儿的日常护理

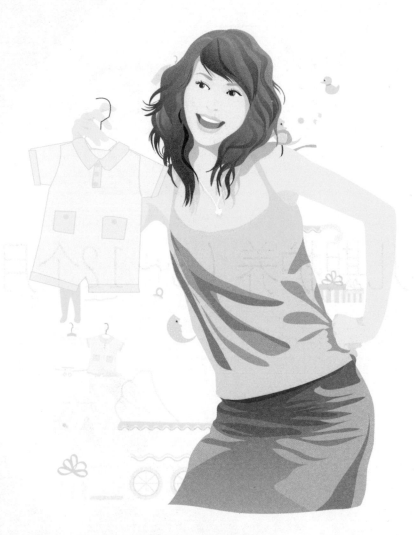

婴儿衣着护理须知

〖妈咪问询〗

　　康女士到诊所咨询：自己即将分娩，按书上的要求为新生宝宝准备好了衣物等用品，但对于新生儿穿衣有哪些要求和讲究不大懂，想了解一下。

〖询情解答〗

衣裤大小要宽松合体，利于行动，方便穿脱，穿上太紧或太松的衣裤，穿脱困难，既不舒服又影响体格发育。1岁以内的宝宝发育很快，一个月一个样，不宜穿窄小的衣服，以免限制胸廓的生长、肺部的发育以及四肢的自由活动。

不宜穿过多过厚的衣裤，从小要养成宝宝少穿衣的习惯。可以根据宝宝的月龄和活动情况来考虑穿衣的多少。1～3个月的宝宝躺在床上时间多，活动少，身体娇弱，可以比成人多穿一件衣。4～6个月宝宝的活动增多，已会在床上翻身，坐着，活动手脚，可以和成人穿衣一样多。7～12个月宝宝的活动已由被动转向主动会爬、站，学走，不停地行动活动量大，活动时也能产生热量，因此不宜穿多，应比成人穿得少些。

〖妈咪问询〗

陈女士到诊所咨询：女儿3个月大了，之前一直没给她睡枕头，听朋友说小婴儿要半岁后才能睡枕头。这个说法是否准确？

〖询情解答〗

3个月以内的宝宝脊柱是直的，平躺时背部和后脑部在同一平面上，宝宝头大，几乎和肩同宽，因此不需要睡枕头。为了防止吐奶，在喂完奶后，可将上半身适当垫高一些。3个月后，宝宝学会抬头，颈部脊柱开始向前弯曲，胸部脊柱逐渐向后弯曲，躯体发育远比头快，肩部渐渐加宽，这时应该睡枕头。枕头不宜过高，一般以3厘米高为宜，因为太高了宝宝睡时不舒服，长期睡高枕易形成驼背。枕头宜柔软，枕芯可以用木棉、荞麦皮、喝过的茶叶晒干制成；不宜用不透气的填充物，如海绵制品等。

〖妈咪问询〗

俞女士到诊所咨询：宝宝6个月大了，出生后一直都穿袜子，最近他开始抓住小床栏杆向上爬，想站起来，就想着给他买双鞋子。请问该怎样给宝宝选购鞋袜？

〖询情解答〗

童鞋的质料以牢固、柔软为宜，应选择布面和布底制成。布鞋舒适，透气性好，冬日穿布棉鞋保暖，夏日穿布鞋或布凉鞋透气。婴幼儿不宜穿人造革塑料底的童鞋，因为它既不透气又易滑倒摔跤。

童鞋的大小要合适，过大或过小都不利于活动和脚的生长。买鞋时应该带宝宝一起去试穿，要根据脚的尺寸，使大拇指与鞋面相应的部分相吻合，既要有空间让脚生长，又不能使空隙过大，否则既不合脚又不便走路。

童鞋的式样以宽头、穿脱方便、行走舒适为宜，不宜穿尖头狭窄的鞋。鞋上最好采用搭扣，不用鞋带，因鞋带易脱落，容易踩在地上跌跤。刚学走路的宝宝穿的鞋要轻，鞋帮要高一些，能护住踝部为好。宝宝会走路后穿硬底鞋比较合适。

童鞋的颜色要鲜明、好看，可在鞋上缝些小动物或花朵的图样，以吸引宝宝学走路的兴趣。

袜以全棉织品为宜。不要给宝宝穿尼龙袜，因为宝宝喜活动，尼龙袜不透气，宝宝脚汗又多，极易患脚癣。袜的尺寸要合脚，要按脚的长大及时更换。

婴儿大小便的护理

【妈咪问询】

岑女士到诊所咨询：女儿已经2个半月大了，以前每天排便1～2次，一般是在早上和晚上各排一次。近期她的大便有点不正常，有时隔2天才排便1次，而且有时还比较臭。这该怎样处理才好？

【询情解答】

对1～3个月的宝宝，进食、睡眠、大小便等各方面都已逐步形成规律。这个时期的宝宝，每天大便3～4次，小便20次左右是正常现象。但由于喂养方式不同，宝宝大便也不尽相同。比如母乳喂养儿大便为金黄色，呈现软膏样，均匀一致，闻着略有酸味，不臭，一日可达5～6次；牛奶喂养儿大便为淡黄色，较稠，常含灰白色的奶瓣，有点臭，每天排便1～2次；母乳兼奶粉喂养儿大便介于二者之间，更接近于母乳喂养儿。

【护理方法】

有的宝宝大便次数一直较多，性状也不太好，便稀且时呈黄绿色甚至有奶瓣，但宝宝精

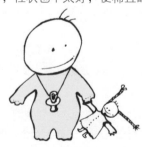

神好，体重增长正常。这属生理性腹泻，不是病态，往往4～5个月添加辅食后大便即可转为正常。还有些小宝宝大便次数较多，每次量少，含较多深绿色的黏液，这种大便也称饥饿便，它与宝宝吃奶量不足有关，适当增加奶量即可纠正。

当宝宝患腹泻时，大便次数和性状均发生改变，次数多于平日，出现水样便、黏液便，甚至脓血便，此时要带宝宝到医院诊治。造成腹泻的原因是脱水和营养不良，小宝宝腹泻时（尤其是轮状病毒引起的秋季腹泻）大量水样便，短时间内就可造成脱水，此时宝宝尿量骤减，甚至6小时以上无尿，同时还有囟门凹陷，哭无泪等一系列症状。因此，观察小便也很重要。

怎样教婴儿排泄

【妈咪问询】

齐女士到诊所咨询：表姐帮助她1岁的儿子养成一个好习惯——定时把屎、把尿，表姐说，要在宝宝还小的时候就要教他，这有助于宝宝早点学会自理大小便。请问具体应该怎样实施才比较好呢？

【询情解答】

使4～6个月的宝宝养成定时排便的习惯，有利于宝宝消化、排泄的功能规律化。教宝宝排泄，可准备一个专用便盆接大小便。

【护理方法】

把屎：教宝宝排大便时，成人嘴里可发出"嗯——嗯——"表示使劲、用力的声音，同时叫着宝宝的名字说："××使劲，××使劲。"经过多次训练，通过成人的语言和声音，逐渐形成为宝宝排大便的信号，进一步形成一种条件反射。把屎时一般都能排出大便，排便时间最好在早、晚喂奶后，宝宝6个月左右时一般每天可大便一次。

把尿：教宝宝小便，成人嘴里可发出"嘘——嘘——"的声音，作为排小便的信号。把尿时间可根据宝宝的具体情况，如每次喂奶或喂水后15～20分钟，睡醒后或外出回来，尿布是干的，这时都可把尿。

【温馨提示】

每次把尿时间不要过长（5～6分钟即可），如果在把大小便时，宝宝打挺、哭闹，拒绝排便，这时不要勉强，要逐步训练培养宝宝定时排便的好习惯。

婴儿尿布的更换

〖妈咪问询〗

晏女士到诊所咨询：表弟的女儿刚满月，目前使用棉纱布尿布，但对怎样换尿布没有经验，有时尿布湿了马上换掉，有时尿湿了好一会儿才换掉。请问一般情况下，应该隔多久换一次尿布比较好？

〖询情解答〗

每个新生儿的生活作息等各方面情况不同，不可能以具体时间作为换尿布的标准。一般情况下，新生儿每次尿量少，但次数多，最多每日可达20～30次；再是宝宝皮肤较嫩，长时间受到尿或大便的刺激就会形成红臀，并由此而继发毒菌或细菌感染，皮损范围逐渐向四周扩展；此外，细菌还可通过皮下血管进入全身，引起败血症等严重感染。特别是女婴，大便后如果没有及时更换尿布，排出的大便很可能会污染会阴部。因为女婴的尿道短，大便中的细菌可以经尿道口进入膀胱引起膀胱炎，或向上蔓延引起肾盂肾炎，即所谓的尿路感染；有的男婴包皮过长或包茎，若包皮处于潮湿的环境下，包皮口或尿道口也容易出现红肿，轻度为炎症，严重时会因尿道口水肿而影响排尿。

因此要勤给宝宝换尿布，而且最好是发现湿了立即更换。刚出生后的新生儿胎便往往在24小时内排出，故每次换尿布时要观察有无尿和胎便，一般2～3小时观察1次。对3个月内的婴儿来说，使用尿布次数要比新生儿期减少。但爸爸妈咪应从这个时期开始，密切观察宝宝的大小便情况，以摸清婴儿大小便的规律，开始给宝宝把大小便，慢慢训练宝宝的大小便意识，尿布的使用量也会随之减少。

换尿布应在喂水喂奶之前，以免动作幅度太大引起宝宝呕吐。

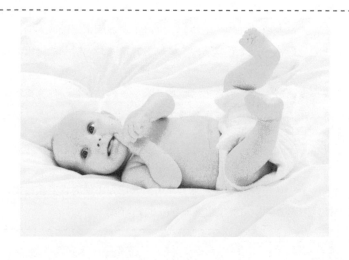

〖护理方法〗

换尿布前将干净的尿布、尿布桶、泡在温水中的湿毛巾或纱布等准备好，有条件者准备护肤柔湿巾，以备更换尿布时使用。

宝宝取仰卧姿势，取出尿布的前端（会阴部），观察有无尿、便，右手提起宝宝的双足，抽出尿布的后端（腰骶部），如有大便，先用尿布前端干燥部分自前向后擦去胎便，再用温水毛巾、纱布或护肤柔湿巾擦洗臀部，然后拿一块折叠好且预热的尿布一端放到宝宝腰骶部，放下宝宝的腿，将尿布另一端放到宝宝下腹会阴部即可。

如为男婴，尿布可在脐部反折下来增加前面的厚度；若是女婴，尿易往下流，因此可在腰背部反折增加后面厚度，以便更好地吸尿。尿布以胯裆间宽大为宜，不要太宽，以免压迫婴儿的腿部或影响宝宝腿的运动。如果用一次性尿布，胶带不要箍得太紧。在宝宝换尿布过程的前、中、后给宝宝抚触，亲吻宝宝，或与宝宝交谈，使宝宝感到亲切与愉快。

〖温馨提示〗

换尿布时动作要轻柔而迅速，以免宝宝暴露时间过长，着凉感冒。

婴儿洗澡的护理

〖妈咪问询〗

佘女士到诊所咨询：自己即将分娩，对于以后怎样给小宝宝洗澡，一点心理准备都没有，总是担心自己不小心让宝宝滑溜到浴盆里。

〖询情解答〗

这是每个妈咪必然要做的事情，不必过于担心，试过几次很快就能学会的。洗澡前，先把换穿衣物及浴巾、尿布置于床上，如果天气太冷，可先在浴室安装上电热灯，提高温度。同时，准备好浴盆、毛巾、香皂、扑粉、脐部清洁用品，洗澡水应在39～40℃；如果遇上寒冷季节，必须另外准备好一壶热水，以便适时加温。再加热水时，应先把宝宝抱起，避免烫伤宝宝。

〖护理方法〗

洗澡步骤如下：第一步是洗眼。用清洁纱布擦脸，擦眼睛，自内眼角向外眼角，纱布洗净后再擦另一只眼睛。第二步是洗头。用左手托住头，拇指和无名指分别按住两外耳道口，用右手轻轻擦头，不要把头皮擦伤。第三步是洗身体。按头、手、胸、腹、膝盖、足的顺序洗，凹进去的部分要用清水仔细地洗。第四步是洗屁股。如果臀部较脏，可用婴儿沐浴液清洗。第五步是洗背。右手托住宝宝腋下，调转宝宝身体，洗其背部。第六步是擦干身体。用预先暖和过的、吸水好的柔软毛巾轻轻擦干宝宝的身体。第七步是给脐部消毒。最后扑爽身粉，穿衣服。

〖温馨提示〗

洗澡时间以10分钟为宜，次数为每天1次，冬天太冷，也可隔天洗1次或用柔软发湿毛巾擦身。

婴儿吐奶的护理

〖妈咪问询〗

白女士到诊所咨询：儿子已经5个月，这两天喂完奶没多久宝宝就会吐奶。他不怎么哭闹，估计肚子没什么不舒服的，但他为什么还会吐奶呢？

〖询情解答〗

宝宝出现吐奶情况，大多数属于生理性溢奶或由于喂奶量不当造成的。外在因素方面，如果妈咪喂奶太多，或者宝宝吃奶太快，或者用奶瓶喂奶时宝宝吸入较多的空气等，都容易出现吐奶情况。身体因素方面，由于宝宝贲门括约肌需要一段时间才能发育完善，加之奶的流动性大，稍不注意就容易吐出。这样，即使给宝宝喂的量少，也不能保证宝宝不吐奶。

〖护理方法〗

妈咪应针对产生吐奶的原因，调整喂奶的速度和量。喂奶后，把宝宝的头靠在妈咪的肩部，轻轻地给他拍拍后背，过5～10分钟再让宝宝躺下。

〖温馨提示〗

喂奶时，一般采用右侧卧位，注意不要过多地翻动宝宝，以免吐奶。随着宝宝不断长大，吐奶现象会慢慢消失。

打嗝是怎么回事

〖妈咪问询〗

邬女士到诊所咨询：女儿出生刚满100天，这两天每逢喂完奶之后她就会打嗝2～3次。宝宝还那么小，怎么也会跟大人一样打嗝？

〖询情解答〗

打嗝是婴儿期一种常见的症状，不停地打嗝是因膈肌痉挛，横膈膜连续收缩所致。膈肌运动是受植物神经控制的，宝宝出生后1～2个月，由于调节横膈膜的植物神经发育尚未完善，当宝宝受到轻微刺激，如吸入冷空气或者吸奶太快时，膈肌会突然收缩，引起快速吸气，同时发出"嗝嗝"声。

〖护理方法〗

人出生后其神经发育是有一个过程的，一般情况下，当宝宝3个月后，其调节横膈膜的神经发育趋于完好，打嗝的现象会自然好转。有时宝宝打嗝的时间可持续5～10分钟，看起来好像很难受的样子，但是打嗝本身对宝宝的健康并无任何不良影响，不必担心。

153

睡眠时呼吸节律不规整

〖妈咪问询〗

宁女士到诊所咨询：女儿刚满月，这几天发现她在睡觉时呼吸时快时慢，有时快速呼吸两下，然后隔了大约1～2秒之后又再呼吸。请问这样正常吗？

〖询情解答〗

有的宝宝平日的呼吸节律经常不规整，表现为有时快有时慢，这种现象在宝宝睡眠时更明显。有些年轻的妈咪为此过分担心，怀疑宝宝是不是得了某种疾病。

胎儿在妈咪的子宫里是依靠脐静脉得到氧气，通过脐动脉排出二氧化碳，根本不需要用肺呼吸，可胎儿有弱而无效的呼吸动作。分娩后由于产道挤压的刺激，环境温度的改变等各种原因作用于新生儿的呼吸中枢，使新生儿大喘一口气，这是第一次呼吸，紧接着新生儿啼哭，这就有了新生儿真正的自主呼吸。但初来人世的新生儿，其呼吸肌由于缺乏锻炼，呼吸能力比较弱，主要靠膈肌呼吸，因此新生儿呼吸时胸廓运动较浅，而腹部运动较明显，呈腹式呼吸。由于胸廓较软弱，随膈肌下降而下陷，气体进出肺部均受限制，使氧气与二氧化碳交换不畅，可造成新生儿缺氧而致呼吸节律不整。此外，新生儿呼吸中枢调节功能不健全也会引起呼吸节律不规整，尤其在睡眠时表现为时快时慢，甚至有时暂停呼吸。

〖护理方法〗

新生儿在睡眠时呼吸节律不规整不是什么病态，这属于一种正常生理现象。只要宝宝的皮肤的颜色红润，不呈青紫或青灰色就不必惊慌。

睡眠与哺乳的注意事项

〖妈咪问询〗

农女士到诊所咨询：自己刚当妈咪，有的同事说宝宝睡觉前要喂饱奶，不然会饿着宝宝；有的则说睡觉前不能喂得太饱，不然会影响宝宝的消化功能。请问该怎么做才比较妥当？

〖询情解答〗

宝宝要睡觉之前最好先为其把好大小便，待喂饱之后再安排睡眠。

〖护理方法〗

从理论上讲，母乳喂养是按需哺乳，没有严格的时间限制，但是超过3小时宝宝还在睡觉，就应该唤醒宝宝给他哺乳。方法是给宝宝换尿布，触摸新生儿的四肢、手心和脚心，轻揉其耳垂，将宝宝唤醒。宝宝醒来后几分钟就可以进行哺乳。

随着新生儿日龄的增长，会逐渐形成自己的饮食规律，有些新生儿很自然地会延长夜间吃奶间隔。妈咪应认真观察新生儿，如果新生儿对刺激反应差，不哭不闹，精神萎靡，面色发暗或苍白，四肢发凉，呼吸急促或忽快忽慢不规律，这说明新生儿很可能患有某些疾病，应该及时去医院就诊。

如果宝宝呼吸规律、平稳，精神好、面色红润，则妈咪可不必担心。这种宝宝属于安静型，其特点是睡眠多，不爱哭闹，对外界刺激的反应小，有时没有主动吃奶的要求，需每隔3～4小时唤醒。

〖温馨提示〗

值得注意的是，如果喂奶间隔时间太长，宝宝会发生血糖下降，造成营养不良。所以妈咪首先要了解宝宝到底需要吃多少奶，由妈咪自己掌握喂养的次数和量是最科学的喂养方法。

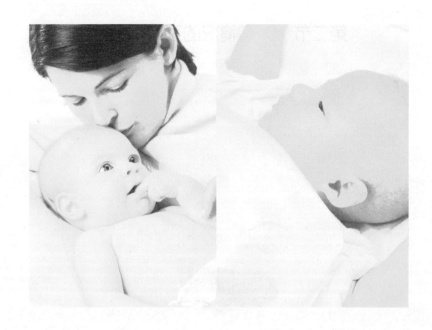

"夜猫子"宝宝的调理

〖妈咪问询〗

　　盛女士到诊所问诊：我的宝宝两个月大，他白天老是睡，吃得也不多，昨天白天逗了他一天，他只睡了五六个小时，结果晚上还是不睡觉，折腾到了凌晨三点左右才睡着。我都快崩溃了，这样下去别说大人受不了，宝宝的成长也会受到很大影响的。这可怎么办呀？

〖询情解答〗

　　小家伙把晨昏颠倒了。两个月大的宝宝正是培养他良好的睡眠习惯，形成正确生物钟的绝佳阶段。白天尽量多跟他玩，夜里把灯全熄掉，慢慢让他知道黑夜是该睡觉的时间。

〖护理方法〗

　　首先应根据宝宝的年龄安排他的作息时间，什么时候睡觉，什么时候起床，什么时候进餐，什么时候活动都要安排有序。

　　其次要培养宝宝的睡眠习惯。让他独自入睡，不要拍打、摇晃和陪睡。最好独睡一床。睡前1小时不要刺激宝宝，只能让其玩些安静的游戏，不要使他过于兴奋。

　　再次，要多让宝宝去户外活动，如果在室外玩得很累，到了晚上他就会睡得很熟。

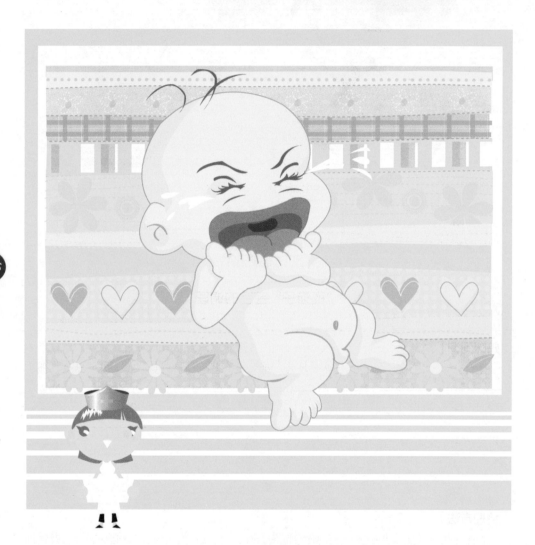

突然哭闹

〖妈咪问询〗

　　庄女士到诊所咨询：前晚和昨晚，4个月大的儿子在睡觉时突然哭闹起来，令人不知所措，赶快抱他去医院看急诊，好在没事。请问宝宝为什么会出现这种情况？

　　有一种病叫大肠病，宝宝会因腹痛而哭闹。此病的特点是宝宝一旦哭起来可能持续30分钟左右，一旦停止哭闹就很精神，吃奶也正常，不吐奶。在下次发作前的几小时内与平时没有什么区别。这个病在宝宝1～2个月期间发病，不用诊治，过了3个月就自然会好了。

〖护理方法〗

　　睡眠情况一直正常的宝宝，如果突然大哭大闹起来，妈咪要从两方面检查宝宝的情况：

　　一是解开尿布，看腹股沟和肚脐部分的皮肤是否凸出；二是看看生殖器是否发肿。如果有异常，可能是肠较窄或肠套叠，必须去医院外科治疗。

〖温馨提示〗

　　查看宝宝的耳朵，如果耳道肿了，可能是外耳炎引起的疼痛，也要及时到医院诊治。

胸中积痰

〖妈咪问询〗

　　巫女士到诊所咨询：儿子出生3个月了，近期发现他在睡觉时胸部发出"呼噜噜"的杂音。不知这是什么？有没有影响？

〖询情解答〗

　　宝宝出现这种情况，说明他胸中有积痰。出生1个月左右的宝宝，有时仍是胸部呼噜呼噜发响（有的宝宝自出生半个月起就积痰），有的医生可能会认为这是哮喘，要打针。其实不然，容易积痰的原因在于宝宝体质，这一时期打针是治不好的，只要宝宝精神好，吃奶也好，体重也在正常增加，就不必去打针治疗。

　　积痰宝宝并不是长大了都会转成哮喘患者，绝大部分积痰宝宝长大以后，积痰会大大减轻，只有极少部分宝宝因为缺乏锻炼，长大后成为哮喘患者。

　　有趣的是，积痰宝宝的肠功能都很好，很少腹泻。这就更加提醒我们，不要紧张地把他们看成病人。

〖护理方法〗

　　妈咪要把积痰宝宝当成健康宝宝去对待，不要给他穿得太多，别总是裹着、捂着，要尽量多作空气浴。

在积痰很多的日子，不要给他洗澡，免得使支气管分泌旺盛，增加积痰。

哭后痉挛

〖 妈咪问询 〗

符女士到诊所咨询：儿子已经19个月，近一周来的脾气有点怪，一旦想要的东西得不到满足便大哭大闹，脸色会一下子变成黑紫色，哭着哭着好似断了气，趴在地上不动，大约2秒钟后又恢复原先状态。请问这是由什么毛病引起的？是否严重？

〖 询情解答 〗

宝宝大哭后发生痉挛是由剧烈哭泣而引起的。例如，在突然受惊或要求不遂而大声哭泣之中，气好像受到阻塞，呼吸一时停止，脸色变紫，全身僵硬，失去意识而引起痉挛。这种病发作通常仅持续数秒，最长也会在10秒钟内停止。它在6个月至2岁的宝宝中最为多见，4~5岁以后逐渐消失。这种病和癫痫不同，脑电图无异常反应，无须治疗，所以妈咪不必为之担心。

当宝宝发生痉挛时，不必着急，最重要的是要沉着对待，如果为了制止痉挛而将宝宝手足压着，或强力把他抱起，都会产生反作用。

〖 护理方法 〗

宝宝发生痉挛时首先应将他的衣服解开，使他感到呼吸较为通畅，并让他静静地躺下。宝宝发生痉挛时，是不会将自己的舌头咬出血的，无需把任何东西塞到他的口内。然后，使宝宝的脸侧向一边，避免呕吐出来的东西或唾液呛入气管，并把口中的唾液用纱布等抹去。

〖 温馨提示 〗

去医院诊治时，应把宝宝发病时的反应以及发病持续的时间等情况告诉医生，给医生诊治作参考。

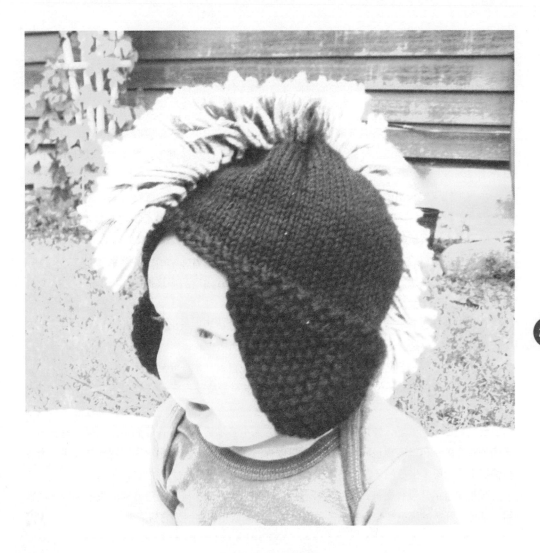

出牙的异常现象

〖妈咪问询〗

　　魏女士到诊所咨询：一位同事的女儿在长乳牙时出现了一个"多生牙"，后来到医院拔掉，现在没事了。请问为什么会出现这种情况？宝宝出牙应该注意些什么？

〖询情解答〗

　　我们知道，牙齿是由颌骨里的牙胚逐渐发育钙化而成的，宝宝到了长牙时期，如果该长的牙一直没有长出来，妈咪就应该带宝宝到医院检查。

〖 护理方法 〗

正常的双尖牙在咀嚼面上有两个尖，如果在两个尖的中央多长出一个又高又细的小尖，称为"畸形中央尖"。畸形中央尖最好发的牙位是下颌第5个牙，而且往往是对称出现在左右两侧。

中央尖内部有一个小腔和下面的牙髓腔相通，当有中央尖的双尖牙长出来以后，牙面和上面的牙齿接触，中央尖很容易被磨损或者被折断，这样，中央尖内的髓腔暴露出来，与外界相通，成了牙髓感染的通道。牙髓感染，将引起根尖周炎、根尖脓肿等，严重的会使牙根停止发育。

如果发现宝宝长出的牙齿是畸形中央尖，应该尽早到医院去看口腔科大夫。一般的处理是分次将中央尖磨低，一次磨低一点，1个月左右磨1次，逐渐地磨除，不断地刺激牙髓组织，在中央尖腔的顶部有新的牙本质形成，新的牙本质可以封闭牙髓腔，不使其外露。

如果中央尖已经被折断，出现了明显的牙髓炎症状，或者感染已经蔓延至牙根部，则应该马上到医院请大夫治疗。早期可以进行牙髓治疗或者根管治疗。如果根尖破坏得严重，反复治疗效果不好，可能就要拔除患牙了。

正常人的牙齿有一定的数目和形态，凡是在正常数目额外长出的牙，医学上称为多生牙。多生牙的数目可以是一个也可以是多个，以1～2个最为多见。

多生牙的危害在于它占据了正常牙在牙列中的位置，正常牙受到多生牙的拥挤，只好从牙床的旁边长出来，形成错位，造成牙齿排列不齐，甚至形成双层牙。

对于多生牙的处理应该是及早拔除。但有的多生牙在生长早期没引起人们的注意，等发现时它已经长在牙列中了，如果这个牙齿的形态、大小基本正常，且在牙列中排列得还算整齐，牙齿的咬合关系也没有出现异常的情况，可以保留这个多生牙。但是这种情况比较少见。大多数情况下，如果发生多生牙，应该尽早拔除，这样才有利于其他恒牙的正常萌出。

发现宝宝的牙没长出来，到医院检查后证实是先天性缺失牙，就应该请大夫根据缺牙的数目、部位、牙齿的排列和咬合关系等不同的情况，采取相应的治疗方法。

眼毛倒生

〖 妈咪问询 〗

东方女士到诊所咨询：儿子3岁了，最近发现他的右眼的眼毛有点倒生，使得他时不时用手去擦眼睛。请问这是由什么原因引起的？

〖询情解答〗

眼毛倒生称"倒睫"，是小儿常见的眼病，医学上称"发育性眼睑内翻"。没有经验的爸爸妈咪是不容易发现自己的宝宝长了倒睫毛的。这种内翻主要发生在下眼睑内侧1/3处，大多由内眦赘皮引起，有些宝宝是因睑缘部眼轮匝肌纤维过度发育或睑板发育不全，造成眼睑内翻倒睫。还有些宝宝较胖，并且鼻根部发育得不够饱满，也会造成下睑内翻。

宝宝下眼睑内翻倒睫一般病情较轻，即使倒睫触及角膜、结膜，由于睫毛极细而且柔软，除引起流泪外，不致造成角膜损伤混浊。轻度的内翻倒睫，会随年龄增长而逐渐自愈，因此不宜急于手术治疗。

〖护理方法〗

有的宝宝的倒睫比较重，刺激了眼睛而发生疼痛、流泪、异物感及结膜充血。如果在婴儿期间，每次喂奶时，妈咪可用大拇指从鼻根部向下向外轻轻按摩下眼睑，使眼缘每次按摩后有轻度的外翻，每次按摩5分钟左右，宝宝的倒睫会渐渐地恢复。

为了防止眼睛感染，平时可点些抗生素类眼药水。如果患儿已经2~3岁，倒睫又比较严重，对眼睛的刺激症状也比较明显，那么，就应该用下眼睑缝线术或下眼睑成形术等手术，矫正内翻倒睫，效果极佳，一般会永久治愈，不留疤痕。

胎记

〖妈咪问询〗

熊女士到诊所咨询：女儿在后背、骶部处有3处不规则的胎记，民间说这是"不吉利"的标记。请问有没有办法去除掉？如果去除不了，对身体健康有无影响？

〖询情解答〗

宝宝出生后乃至以后一段时间里，可以见到身上有青色的斑块，俗称"胎儿青记"，民间称胎记。胎记多见于宝宝的背部、骶骨部、臀部，少见于四肢，偶发于头部、面部，形态大小不等，颜色深浅各有差异。民间对于胎记有各种各样的说法，作为一种民俗观念可以理解，但不一定是科学的。至于民间说这种胎记"不吉利"，那是没有科学依据的，不必放在心上。

〖护理方法〗

这种青色斑是胎儿时期色素细胞堆积的结果，对身体没有什么影响，随着年龄的增长，到幼儿时期逐渐消退，不需要治疗。

男孩隐睾症

〖妈咪问询〗

万女士到诊所咨询：儿子有5个月大，现在发现他的左侧阴囊内没有睾丸。这该怎么办呢？以后对生育有没有影响？

〖询情解答〗

在胚胎期，男婴睾丸在两侧腰部腹膜后间隙内，随着胎儿发育而逐渐下降，当胎儿发育至4~6个月时，睾丸已经接近腹股沟管处，至7~9个月时降入阴囊。

如果隐睾症不进行治疗，对宝宝的身体是有害的，腹腔内或皮下温度高，不适合睾丸的发育和精子的生成。如小儿双侧隐睾不及时治疗，长大后就没有生育能力。如一侧侧睾，虽不会影响生育能力，但长期留在腹腔容易引起癌变；如留在腹股沟处，因位置浅易受伤。所以小儿隐睾症应及时治疗，医生会给予科学的医治，大多数情况下不会影响生育。

〖护理方法〗

刚生下的男婴，睾丸就应在阴囊内。如果一侧或双侧睾丸不在正常阴囊内部，则称为隐睾。婴儿中约有79%的隐睾能自己下降，绝大多数在周岁内下降。如果2岁以后还不下降，可以遵医嘱，先用绒毛膜促性腺激素治疗，治疗无效的应尽早进行手术，最迟不能晚于10岁。当爸爸妈咪的要细心观察，一旦发现阴囊内没有睾丸或者只有一只睾丸，则应该马上到医院诊治。

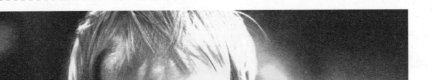

听力保护

〖 妈咪问询 〗

　　贺女士到诊所咨询：一位同事的女儿在6个月大时得了麻疹，由于没有及时诊治，长大后听力受到点儿影响。请问在婴儿时期应该怎样保护听力？

〖 询情解答 〗

　　听力在胎儿期就已经形成，宝宝出生以后，听力会逐步发展，但尚未发育成熟，需注意保护。

〖 护理方法 〗

　　首先要预防麻疹、中耳炎、流脑等病。这些疾病容易损伤听觉器官，造成听力障碍，即使患病也要谨慎用药，如链霉素、庆大霉素等抗生素会使部分患儿耳聋。

　　其次，要避免噪声对宝宝的侵扰，过强的声音刺激易造成噪声性耳聋。

　　此外，妈咪不要给宝宝挖耳朵，避免宝宝耳朵进水，引起耳部疾病，影响宝宝的听力发育。

防治蛀牙

〖 妈咪问询 〗

　　兰女士到诊所咨询：儿子已经2岁7个月了，最近他比较喜欢吃蛋糕和糖果，但又担心他以后长蛀牙。请问该怎样做好预防措施？

〖 询情解答 〗

　　蛀牙，医学上一般称龋齿，也就是虫牙，不过，虫牙里面并没有虫子，虫牙只是俗称。蛀牙是因为咀嚼食物后没有及时刷牙漱口，食物残渣在细菌的作用下发酵、产酸，侵蚀牙齿，导致牙齿脱钙、软化，从而慢慢形成空洞。

〖 护理方法 〗

　　预防龋齿的方法主要有：一是早期填充。发现了浅龋后应该尽快到医院进行充填治疗。二是窝沟封闭方法。实际上这是防止龋齿的最佳方法。每个人的后牙（磨牙）咬合面上总有一些深浅不一的沟，这就是窝沟。窝沟封闭是在这些容易生长龋齿的地方提前填满高分子树脂，隔绝外来的致龋因素。在宝宝的磨牙新萌出的1年之内进行窝沟封闭效果最好。三是使用含氟牙膏。这种牙膏可以使牙齿更加坚固、抗酸，可以抑制细菌，还能增加牙齿再矿化能力。经过科学论证，经常使用含氟牙膏是一种比较安全的护牙方法。

当然，最好的预防办法是少食甜味食品，如糕点、巧克力、糖果、冰淇淋等；进食后要立即漱口或刷牙，以免细菌繁生；睡前不要进食，即使进食也要漱口或刷牙后再睡。另外，也可以做些南瓜、地瓜饼等给宝宝吃，这类食物有甜味，既能代替其他甜食，又有益于健康。

阳光过敏

〖妈咪问询〗

莫女士到诊所咨询：儿子4个半月大，医生说多抱宝宝晒晒阳光，有助于健康发育，但儿子一晒阳光皮肤就会出现一小片红斑，有时还会出现水疱。为什么会出现这种情况呢？

〖询情解答〗

有的宝宝在春末夏初，经过日晒以后，被晒处皮肤出现红斑片，又痒又疼；有的宝宝则是在吃了某种蔬菜或服用某种药物之后，晒太阳时会出现红斑、水疱，这种情况叫日光性皮炎。

患日光性皮炎多是在太阳下暴露皮肤2小时以上，皮肤发红，出现红斑、水疱、豆疹，并有痒痛感，经过3～4日后，红斑逐渐变为暗红色，逐渐消退。水疱破裂后干燥结痂，表皮脱屑，留有色素沉着。

〖护理方法〗

患日光性皮炎的宝宝应注意以下问题：经常户外活动，增强皮肤耐受力；严重者避免日晒，外出时注意遮阳，穿长袖浅色衣裤；在外露的皮肤上涂防晒护肤品；日晒出现红斑后，立即用冷水湿敷局部，以减轻反应。

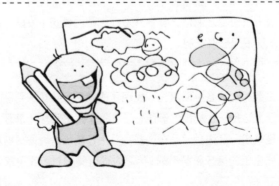

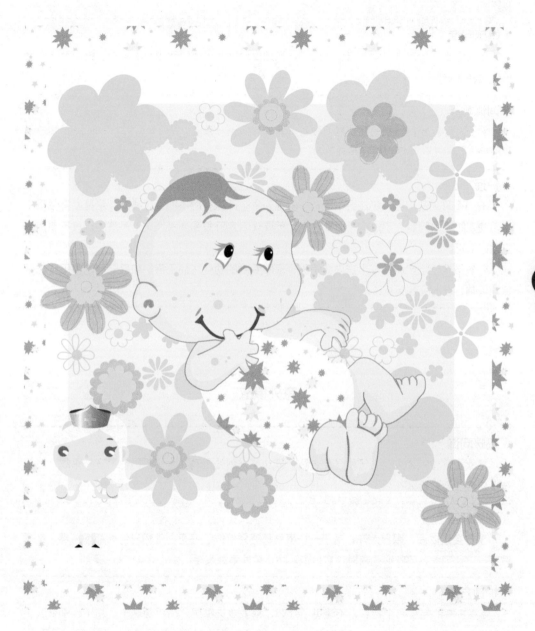

双眼斜视

【妈咪问询】

于女士到诊所咨询：女儿出生50天了，最近发现她看东西时双眼有点斜视。请问为什么会出现这种情况？

【询情解答】

斜视也称斜眼，斜视的症状是两眼看东西的方向不一致。婴儿出生后，最初两只眼睛总不能准确地一起工作，所以斜视是常见的。

【护理方法】

3~4个月大的宝宝，仍然会出现一些斜视现象，两眼有时不能一起移动。这是发育过程中学习使用眼睛的问题。不过，平时要注意，不要让宝宝盯着强光看，床上吊着的玩具不要距宝宝眼睛太近。

一般情况，宝宝斜视在半岁内会消失，双眼看物的功能达到正常。如果一侧的黑眼球总是偏向内侧，就要去找医生诊治。

意外事故

【妈咪问询】

唐女士到诊所咨询：儿子刚学会走路，喜欢整天到处走动，为了预防他出意外事故，一般情况应该注意些什么？

【询情解答】

宝宝会走以后，眼界大开，对于一切事物都感到新鲜、好奇，他们对什么都感兴趣，都想试探一下。因此，妈咪必须随时注意他们，防止意外事故发生。

【护理方法】

1岁左右的宝宝有个特点，不论见了什么，都爱放进嘴里，所以像珠子、扣子、别针、小钉子这类东西，妈咪要收好，不要给宝宝玩，以免他们咽进肚里或塞进鼻孔、耳朵里。

家里的汽油、煤油、碘酒、酒精、洗涤液等东西和大人吃的药，都要放在宝宝拿不着、够不到的安全地方，以免被宝宝误服后发生危险。

如果宝宝从高处摔下来，要观察他的神志，若出现呕吐或昏迷等情况，有可能是头部受伤，要立即送医院治疗。

铅中毒

〖妈咪问询〗

庞女士到诊所咨询：现在看到不少报道，谈及婴幼儿出现铅中毒，特别是现在车辆多，尾气排放多，导致这种现象更加严重。请问在日常生活中，应该注意哪些方面才能更好地预防铅中毒？

〖询情解答〗

目前，已有许多妈咪关注到宝宝铅损害问题，在微量元素测查时希望检测铅含量。铅引起的智力损害是不可忽视的，即使经过驱铅治疗后血铅下降，智力损害也无明显恢复，严重者可出现铅中毒脑病，甚至死亡。

〖护理方法〗

对于防止婴儿铅中毒，比较有效的预防方法有：宝宝应少食某些含铅较高的食物，如松花蛋、爆米花等；经常清洗宝宝的玩具和其他一些有可能被宝宝放到口中的物品；常给幼儿剪指甲，因为指甲缝是特别容易匿藏铅尘的部位；培养宝宝养成勤洗手的良好习惯，特别注意在进食前一定要洗手；宝宝应定时进食，空腹时铅在肠道的吸收率可成倍增加；保证宝宝的日常膳食中含有足够量的钙、铁、锌等。

直接从事铅作业劳动的工人下班前，必须按规定洗澡、更衣后才能回家；以煤为燃料的家庭应尽量多开窗通风；位于交通繁忙的马路附近或铅作业工业区附近的家庭，应经常用湿布抹去宝宝能触及到的部位的灰尘；食品和奶瓶的奶嘴上要加上罩子；不要带小孩到汽车流量大的马路和铅作业工厂附近玩耍。

有些地方使用的自来水管道材料中含铅量较高，每日早上用自来水时，应将水龙头打开约1至5分钟，让前一晚囤积于管道中、可能遭到铅污染的水放掉，不要饮用，收集后用来冲厕所，既环保又卫生。切不可将放掉的自来水用来烹食和为小孩调奶！少用或者不用含铅的陶瓷、搪瓷制品盛装食物。

许多色彩鲜艳的玩具和家具含铅量超标，如果宝宝玩过玩具、摸过家具后，应该及时洗手。不要让宝宝接触到成人使用的含铅化妆品、洗染剂。

耳朵里进了异物

〖妈咪问询〗

　　童女士到诊所咨询：如果发现宝宝不小心将异物塞进耳朵，应该怎样处理比较好？

〖询情解答〗

　　异物进入宝宝的耳朵，宝宝会不停地哭喊，不停地抓挠，如不及时处理可导致宝宝的耳膜发炎，严重的可导致耳膜穿孔。

〖护理方法〗

　　若发现宝宝将小珠、豆类等物塞进耳朵里，妈咪可让宝宝侧身卧着（有异物耳朝上），在亮光照明下，用小钩轻轻地将异物从耳道中取出。不能用镊子夹取光滑的异物，如果夹不住会将异物推向耳道深处。

　　如果是飞虫侵入耳道，可向耳内滴几滴植物油将昆虫溺死，再用镊子取出，无效时请医生处理。

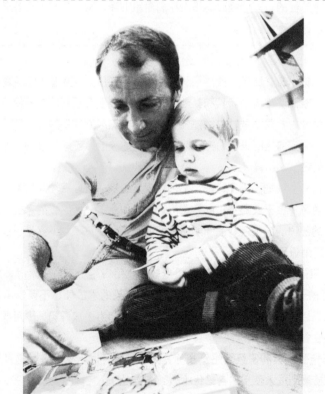

婴儿易患疾病的防治

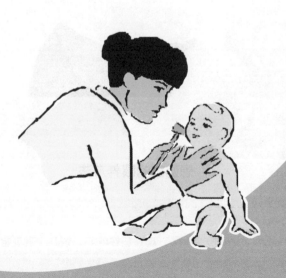

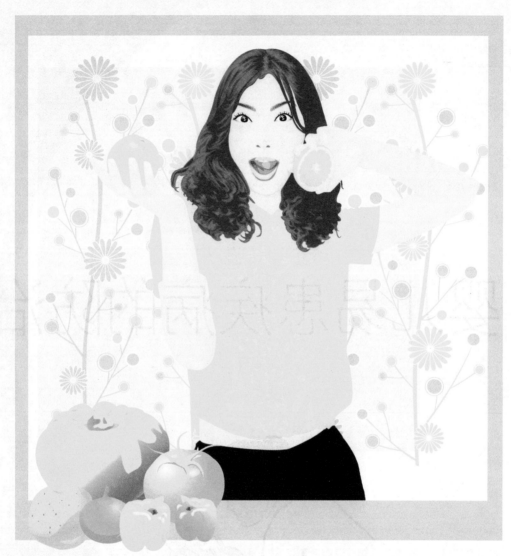

患奶癣的喂养方法

【妈咪问询】

　　易女士到诊所咨询：儿子快7个月了，现在仍在吃奶，这几天发现宝宝脸上有些癣，到医院检查，说是"奶癣"。如果给宝宝断奶，是否就不再生奶癣？

1岁以内吃奶的宝宝常常患有奶癣，医学上称为婴儿湿疹。有些妈咪认为既然奶癣与吃奶有关，就采取提前断奶的办法。结果，不仅湿疹照样发，宝宝还因为得不到母乳或牛奶喂养，极易发生营养不良、抵抗力下降，经常得病。那么，怎样喂养有奶癣的宝宝呢？

引起奶癣的原因很多，主要是宝宝的过敏性体质所致，也有认为与妈咪在怀孕期间饮食单调有关。一般来说，奶癣是在宝宝出生2～3个月时开始发病，有的在面颊、前额、头颈，严重的可蔓延到躯干、四肢和臀部，有时还可继发细菌感染。

〖护理方法〗

痒是宝宝患奶癣时的主要症状。宝宝患奶癣，如果宝宝是用母乳喂养的，妈咪应多吃些蔬菜、水果、豆制品和肉类的食物，少吃鱼、虾、蟹等水产品，因为吃这些水产品容易引起过敏，通过母乳影响宝宝。

如果宝宝是用牛奶辅喂的，可适当延长牛奶的烧煮时间，以利蛋白质变性，减轻致敏作用。不论是采用哪种喂养法，都应注意不要给宝宝喂得过饱，因为消化不良会使奶癣加重。

对患湿疹的宝宝更应重视其护理。洗脸洗身都应用温开水清洗，少接触肥皂，以免宝宝皮肤受到肥皂的碱性刺激，必要时可用淡盐水浸泡纱布敷在湿疹处止痒。宝宝的衣服要宽大，经常更换，保持清洁，避免细菌感染。衣服和被褥均应选用全棉布制作，忌用化纤或毛织品，避免接触鸭绒等容易引起过敏的物品。患奶癣较严重的宝宝应禁止接种多种疫苗。一般在1～2岁以后，奶癣会自然减轻、消退。

患鹅口疮的喂养方法

〖妈咪问询〗

欧女士到诊所咨询：女儿11个月大，最近发现她的口舌出现膜状白屑，在社区看医生，医生说是患上了鹅口疮。请问这该怎样处理才好？

〖询情解答〗

鹅口疮是婴幼儿常见的一种口腔疾病，普遍发生于1岁以内的哺乳婴儿，尤其多见于先天不足、体质虚弱的新生儿。临床表现为宝宝口舌布满膜状白屑，形如鹅口，故称为"鹅口疮"。又因其白屑如雪，所以又称"雪口"。

患鹅口疮的宝宝，开始微有发热，经常啼哭，舌上口腔黏膜出现白屑雪片，逐渐蔓延，形

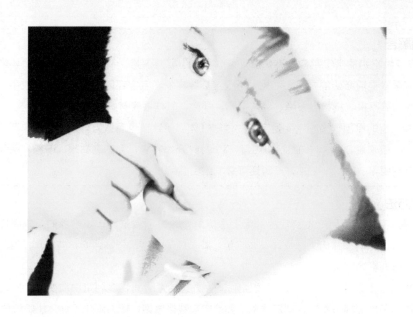

如鹅口，白屑周围有红晕，互相融合而形成结实的厚片，形状好似凝固的牛奶，不容易消除，严重的可延至喉咙，吮乳困难，呼吸不利乃至全身情况恶化。中医认为口为脾之窍，舌为心之苗，由于胎热内蕴于心脾，积热循经络上熏于口舌，或由于水不制火，虚火上炎，因此口腔黏膜及舌上出现白屑雪片。

〖护理方法〗

患鹅口疮的宝宝，其乳母要注意忌食辛辣香燥动火食物，如烟酒、大蒜、胡椒、辣椒、油煎熏烤等食物，以防热毒经母乳进入宝宝体内，蕴于心脾二经，积热上熏致病情加剧。另外，过量用抗生素也会引起鹅口疮，因此乳母在哺乳期不要过量用抗生素；必须使用大量抗生素时，宝宝可代用人工喂养为好，以防宝宝发生鹅口疮。如果宝宝出现发热、痴呆、吵闹等症状，应忌食牛奶，少哺人乳，乳母更应忌食海鲜、鸡鸭、牛羊肉及其汤类。

在乳母暂时不能哺乳期，更应注意忌食上述食物。如不注意忌口，则易生湿热，湿热交阻，使病情加重，或经常复发，影响宝宝的生长发育。因此，凡患鹅口疮宝宝的乳母一是注意自己的忌口，多吃新鲜蔬菜、水果；二是注意宝宝的饮食忌口，如暂时人工喂养，更应多给予米汤、葡萄糖、多种维生素、果汁、蔬菜汤等，切忌给予过多的奶糖、巧克力和粗糙的食物，以免加重湿热和损伤黏膜，使病症加重或并发感染。

第二节　婴儿健康判断与注意

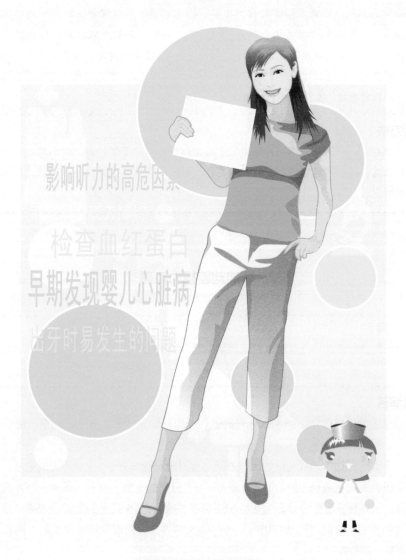

影响听力的高危因素

检查血红蛋白

早期发现婴儿心脏病

出牙时易发生的问题

影响听力的高危因素

【妈咪问询】

　　蒋女士到诊所咨询：自己已经30岁了，最近打算怀孕。不知这会不会成为影响宝宝以后听力的高危因素之一？

影响听力的高危因素是指婴儿在出生前、出生后及生产过程中使听力受到影响的危险因素，一般来说，与孕妇年龄大小没有太大的关系。当然，高龄产妇除外。常见的情况有：耳聋家族史；爸爸妈咪近亲结婚；怀孕期尤其是早孕期感染风疹病毒、流感病毒等；胎儿宫内窘迫，出生后窒息；出生体重低于1500克；新生儿期重度黄疸；使用耳毒性药物，如链霉素、庆大霉素、卡那霉素等；头颅外伤，如坠床、头部撞击等。

〖 护理方法 〗

妈咪要注意宝宝的听力情况，如果宝宝睡眠过分安静，不怕吵闹，对叫其名字无反应，听力语言发育落后于同月龄宝宝，妈咪就应与保健医生取得联系，并进一步检查，监测及排除听力的异常情况。

174

早期判断视力障碍

〖 妈咪问询 〗

覃女士到诊所咨询：儿了刚满月，想要判断他的视力是否有障碍，该采用什么方法比较妥当？

〖 询情解答 〗

观察宝宝的眼球运动，如果眼球有震颤，即眼球快速地左右抖动，则很可能存在视力障碍。

把一个直径10厘米的红色绒线团放在距宝宝眼睛15厘米处，1个半月大的宝宝，眼睛能随着红绒线团自右向左或自左向右跟至中线处；2个月大的宝宝，当有人面对着他并逗他，但不发出声音，也不触及宝宝身体，宝宝会出现应答性微笑；4个月大的宝宝，两眼能随着红色绒线团从右向左或从左向右移动180°。4个半月大的宝宝能两眼注视放在桌面上的有颜色的小丸，如绿豆、红豆等。

〖 护理方法 〗

如果宝宝在4个半月大时达不到上述几项检查标准，可能存在视力障碍，一定要及时去眼科作进一步检查。

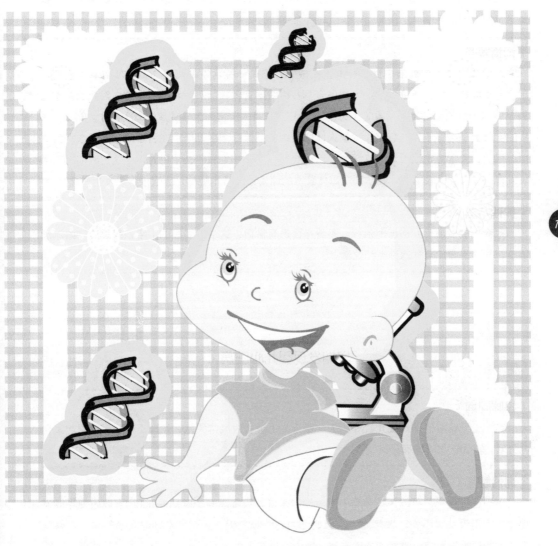

检查血红蛋白

〖妈咪问询〗

缪女士到诊所咨询：女儿刚满2个月，到医院作健康检查时医生说要检查血红蛋白，说是为了了解宝宝是否贫血。请问血红蛋白与贫血有什么关系？

〖询情解答〗

血红蛋白是人体血液中红细胞的主要成分，它是一种含铁的蛋白质，能使血液呈红色，其主要功能是将肺部吸进的氧气运送到全身各组织器官供其所需。我国宝宝的血红蛋白正常值为：1~4个月的宝宝为大于或等于90克/升，4~6个月的宝宝为大于或等于100克/升，6个月~6岁的宝宝大于或等于110克/升，如果人体血液中红细胞血红蛋白浓度低于上述各年龄组的标准即为贫血。因此，宝宝应定期检查血红蛋白。第一次检查一般在生后4~6个月时，因这一时期宝宝生长发育快，饮食比较单调，在孕期从母体获得的储备铁已基本耗尽，宝宝很容易发生贫血。

〖护理方法〗

对查出的贫血患儿应及时治疗。不管是否患有贫血，这个年龄段的宝宝一般都应开始添加辅食，并逐步增加辅食的种类和数量。

早期发现婴儿心脏病

〖妈咪问询〗

范女士到诊所咨询：女儿13个月大，最近晚上睡觉时经常哭闹，烦躁不安，而且哭起来容易气喘。不知这与心脏有没有关系？

〖询情解答〗

出现这种情况，可以考虑检查心脏。一般来说，宝宝患有心脏病多在1周岁以内便可以发现。宝宝出现烦躁不安、哭声高尖、吮奶无力、呼吸急促、哭闹和活动时容易气喘、口唇发青，这些都是先天性心脏病的主要表现。病情严重的还可出现指甲、口唇、面颊显暗紫色，医学上叫做"青紫"或"发绀"。有的宝宝还可出现下肢浮肿、杵状指（也叫"鼓槌指"，手指指端变粗，像打鼓的槌子）。

另外，心脏病患儿还常有几种特殊的姿势：抱着时双腿不伸直，而是屈曲在大人的腹部；

坐着时爱把腿抬到桌面上；站立时下肢常保持弯曲姿势；走路时，走一段就想蹲下来休息片刻。因为这些姿势都有利于减轻心脏负担，改善缺氧状况。

〖护理方法〗

以上这些情况，在其他疾病中也可见到，所以要及时到医院进行检查，并可借助心电图、超声心动图等方法，才能得出准确的结果。

出牙时容易发生的问题

〖妈咪问询〗

席女士到诊所咨询：儿子6个月大，最近时常流口水，但还没有出牙。请问宝宝出牙时一般会出现什么情况？

〖询情解答〗

一般宝宝出牙前2个月左右就会流口水，爱把小手伸到口内，吃奶时咬奶头或哭闹，烦躁不安，伴有轻度体温升高的现象。妈咪要仔细查看宝宝的口腔，可以看到局部牙龈发白或稍有充血红肿，触摸牙龈时有牙尖样硬物感。

〖护理方法〗

有的宝宝在出牙时会有发烧现象，妈咪要注意，如果发烧必须及时去看医生。

牙齿萌出是正常的生理现象，多数宝宝没有特别的不适，即使出现上述暂时的现象也不必担心，在牙齿萌出后就会好转或消失。

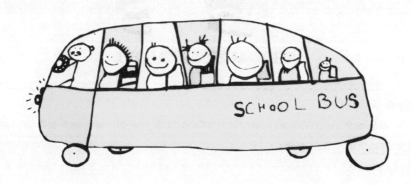

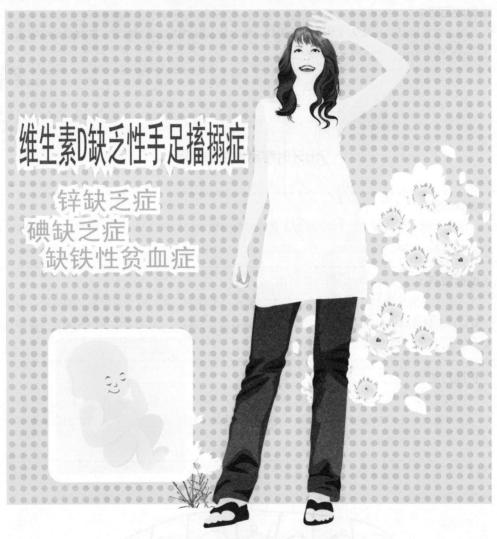

维生素D缺乏性手足搐搦症

锌缺乏症
碘缺乏症
缺铁性贫血症

维生素A缺乏症的防治与护理

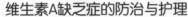

〖妈咪问询〗

阎女士夫妇带着1岁的女儿到诊所问诊：近一个月来，宝宝足部皮肤比较干燥，摸起来感觉粗糙。宝宝是否患上某种疾病？

〖询情解答〗

经检查，阎女士的宝宝患的是维生素A缺乏症。该症一般见于3岁以下的宝宝，多由于维生素A摄入量不足所引起，对全身皮肤会产生影响，以眼部表现最为显著。

引起维生素A缺乏的原因可分为两种：一种是喂养不当，长期缺乏富含维生素A或胡萝卜素的食物；另一种原因是某些疾病的影响，如慢性腹泻会使患儿对维生素A和胡萝卜素的吸收不良，肝或胆管的一些病也会影响维生素A的吸收、贮存及胡萝卜素转变为维生素A。

眼部症状出现最早，症状有夜盲、眼干燥、畏光，接近角膜的眼球上会有灰白色皱斑（结膜干燥斑）。角膜混浊，继之有角膜软化、溃疡、穿孔，以致失明。

皮肤症状则出现皮肤干燥、脱屑、角化增生，摸上去如鸡皮疙瘩。出现这种皮肤症状者，大多数见于年龄较大的宝宝。

有的患儿则出现毛发干脆容易脱落，指甲多纹缺少光泽；容易发生反复呼吸道感染，也容易发生泌尿道感染。宝宝常见体格发育迟缓，营养不良，或伴有其他维生素缺乏症。

〖护理方法〗

预防维生素A缺乏症，首先应充分供给维生素A含量丰富的食物，提倡母乳喂养；如果母乳量不足则添加牛乳或羊乳，及时添加富有维生素A及胡萝卜素的辅食。早产儿应及早给予维生素A制剂，有慢性消耗性疾病的患儿应积极治疗，并及早补充维生素A。不要盲目忌嘴，更不要相信"封鼻封眼不洗脸"的旧习惯，例如麻疹时忌嘴、封眼会引起角膜软化、溃疡，甚至失明。孕妇应多吃含维生素A及胡萝卜素的食物。

治疗主要以调整饮食为主，并适量补充维生素A及治疗原发病。一般给予维生A25000～50000国际单位/日，分2～3次口服（浓维生素A胶丸每丸含维生素A25000国际单位），眼部症状数天内即可好转。重症应根据医嘱可先用维生素AD注射剂，待病情好转后改为口服鱼肝油或维生素A胶丸，症状消失后继续口服预防量。

眼部治疗可用抗生素眼药水滴眼或局部涂入抗生素眼膏（如0.25%的氯霉素眼药水、0.5%的红霉素眼膏或0.5%的金霉素眼膏等），防止继发感染。如有角膜溃疡，可用消毒鱼肝油及抗生素眼药水每半小时至1小时交替滴眼1次，并用1%的阿托品扩瞳。

〖温馨提示〗

注意切勿压迫眼球，防止角膜溃疡穿孔。

维生素D缺乏性手足搐搦症的防治与护理

〖妈咪问询〗

毕女士到诊所咨询：邻居有一男孩，3岁，半年前不幸患上维生素D缺乏性手足搐搦症。自己的女儿已经1岁了，请问小孩应该怎样预防这种疾病？

〖询情解答〗

维生素D缺乏性手足搐搦症又称婴儿性手足搐搦症，多数见于婴儿时期，主要是因维生素D缺乏而引起血清钙降低，神经肌肉兴奋性增强，出现惊厥和手足抽搐等症状。

维生素D缺乏性手足搐搦症常发于初春季节，可伴有不同程度的佝偻病症状。1岁以内的患儿常表现突然四肢抽动，面部肌肉颤动，两眼上翻，暂时失去知觉，一般不发热。每次发作为数秒钟、数分钟或者更长，发作次数也多少不定，有时几日发作1次，或者1日多次，发作缓解后多入睡，醒后神志、吃奶都正常。

少数婴儿表现为喉痉挛，吸气困难，吸气时可有喉鸣，严重者可引起死亡。婴幼儿发作时神志清醒，仅表现为手足痉挛，手痉挛时大拇指贴近掌心，其他四指向掌心方向伸直，腕关节稍屈；足痉挛时踝关节伸直，足趾下屈，足底略弯。

发作时如果有惊厥及喉痉挛症状则兆示病情危急，必须急救处理，可以针刺人中、印堂。喉痉挛较重者，应立即将患儿舌拉出，进行人工呼吸，即刻将患儿送往医院，迅速控制惊厥或解除喉痉挛。

〖护理方法〗

维生素D缺乏性手足搐搦症主要原因是血钙过低，因此治疗首先是用钙剂而不是用维生素D，一般用10%的葡萄糖酸钙静脉缓慢注射。惊厥、喉痉挛控制后，可在医生指导下口服钙剂。钙剂勿混在牛奶中或喂乳前后服用，因为会产生奶块，影响钙的吸收。经钙剂治疗，低血钙症状控制一周后，即可加用维生素D治疗。

维生素D主要是指维生素D_2、D_3，人体皮肤内的7-脱氢胆固醇，经阳光紫外线照射可形成维生素D。维生素D主要功用是调节体内钙、磷的正常代谢，促进钙吸收和加强钙利用，因此对婴儿骨骼和牙齿的正常生长至关重要，缺乏时将导致佝偻病。

含有维生素D的食物甚少，婴儿所需维生素D的主要来源，一是鱼肝油，二是靠阳光紫外线照射，动物肝脏、蛋黄中含量较多，夏季动物奶中含量也较丰富。

2岁以下婴幼儿经常因为日光照射不足，或者喂养不当，导致食物中维生素D供给不足，而使钙、磷的代谢失常，钙盐不能正常地沉着在骨骼的生长部分，以致骨骼发生病变，使宝宝罹患佝偻病。在3个月时，易发生颅骨软化（乒乓头），即顶骨与枕骨中间部分用手按压时稍有凹陷，并且颅缝加宽；6个月时，可发生肋骨串珠和骨外翻；开始学走时，可有"O"形腿或

"X"形腿出现。这些婴幼儿往往多哭、多汗、神情呆滞以及出牙推迟，约在10个月以上才萌出乳牙。

佝偻病应从围产期开始就注意预防，孕妇应多进行户外活动，并吃些富含维生素D与钙磷的食物。婴幼儿应注意不可单纯用乳类喂养，要适时、合理地添加辅助食品，在喂养宝宝中，要坚持除了供给鱼肝油外，还要供给含维生素D、钙丰富的蛋黄、奶油、奶类、动物肝脏、小虾、虾皮、芝麻酱、豆制品、绿叶蔬菜等，同时要注意平时多晒太阳。

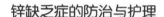

锌缺乏症的防治与护理

〖妈咪问询〗

毛女士到诊所咨询：儿子已经6个月大，母乳哺养，但乳汁不多，配以奶粉哺养，同时给予添加一定的辅食。最近一周儿子食欲差，除了母乳之外，其他食物都不大肯吃。请问这是什么原因引起的？该怎样护理？

〖询情解答〗

建议毛女士带着儿子到医院儿科做微量元素三项检测。三天后，毛女士将检测结果拿来诊所，发现宝宝缺锌，好在情况不严重。

锌虽然是微量元素，但在人的肌体中参与很多重要的生理活动，与蛋白质、核酸及70多种酶的合成有关。婴儿期每日需锌3~5毫克，人乳中锌的含量高于牛乳，初乳含量尤高，鱼、肉、虾等动物性食物也含锌丰富。乳母营养不足和未给宝宝按时添加辅助食品等，则会造成锌缺乏。缺锌影响婴幼儿生长发育，挑食的宝宝常会因为锌缺乏而出现食欲减退、生长停滞。

缺锌的婴幼儿一般表现为食欲差、生长慢、容易感冒，不少宝宝还有反复的口腔溃疡和腹泻。在味觉敏感度的测定中发现，锌缺乏的宝宝一半以上对甜、酸、苦、咸4种基本味觉都很不敏感。缺锌还会给免疫功能带来不良影响，因此缺锌的宝宝容易发生咳嗽、发烧、腹泻、头疖等疾病。

〖护理方法〗

预防缺锌的关键在于合理安排膳食。孕妇、哺乳妈咪应注意营养的全面摄入，按时为宝宝添加辅食，这是预防婴儿缺锌的主要措施。要保证肉、鱼、蛋类动物性食物与粗粮及蔬菜的供给。发酵食品如馒头、面包等能促进锌吸收，要鼓励宝宝食用。宝宝在4个月后可添加番茄、鱼、虾、肉泥、黄鱼小馅饼等，这些食物均含丰富的锌。

碘缺乏症的防治与护理

〖妈咪问询〗

唐女士到诊所咨询：小区有一位邻居，3个月前从西北迁居到沿海，女儿4岁，最近在幼儿园参加健康检查时发现缺碘。我的宝宝已经6个月了，我们一家一直生活在沿海地区。请问我的宝宝会不会缺碘？如果缺碘，该吃些什么补碘？

〖询情解答〗

一般来说，生活在沿海地区者缺碘的可能性比较小，但也不能因此而粗心大意，如果不注意饮食结构，也有可能造成缺碘。

碘是人体中不可缺少的元素，缺少了碘不仅会导致甲状腺肿大，而且还会影响大脑发育。碘缺乏症在我国很常见，全国约有81%的县水源中缺乏碘，由于当地的粮食、蔬菜中也严重缺碘，人群体内也因此而缺碘。我国每年因缺碘引起的痴呆儿约有80万人，其中有的人到了青年时期还不会数数字，不会认字，不会说出自己的名字，严重者连生活也不能自理。

碘缺乏症的最大危害是影响大脑发育，造成不同程度的智力低下，在不同的生长发育阶段，缺碘造成不同的损害。

胎儿期缺碘会使胎儿发育不良，脑和神经发育障碍，重者造成大脑发育不可逆转损害，如克汀病、亚克汀病；出生后表现为身材矮小、黏液水肿，不同程度的智力伤残直至白痴，单纯性耳聋，斜视，步态共济失调等。

新生儿及婴幼儿期甲状腺肿、先天性甲状腺功能低下症，反应迟钝，自身运动能力、智力和生长发育落后；宝宝及青春期甲状腺肿，生长发育落后和智力功能障碍。

〖护理方法〗

补碘重要的途径是从食物入手，要吃合格碘盐。因为这是防治碘缺乏病的最好方法，它不仅安全、有效、经济、容易推广，而且符合微量、长期及生活化的要求，只要每天坚持食用合格碘盐，即可满足人体对碘的需求。对于缺碘的患儿，除了在食物中采用加碘盐之外，还要多吃含碘丰富的海带、紫菜（海带、紫菜要泡发好，切碎煮烂，以利宝宝食用）和贝类等海产品及蛋、乳类食品。

〖温馨提示〗

在实际使用碘盐中要注意，因为碘和盐结合得并不是很紧，在敞开存放的情况下放置一定时间后，碘就会自行挥发，使碘盐中含碘量降低，因此，碘盐应该随买随用；另外，在食物做好后再放碘盐，以保证碘盐的正常吸收。

缺铁性贫血症的防治与护理

〖妈咪问询〗

　　袁女士到诊所咨询：女儿已经1岁，到医院作健康检查时发现有轻微的缺铁性贫血症。请问什么是缺铁性贫血症？该怎么预防？

〖询情解答〗

　　缺铁性贫血是指体内可用来制造血红蛋白的贮存铁已被用尽，红细胞生成障碍所致的贫血，特点是骨髓、肝、脾及其他组织中缺乏可染色铁，血清铁蛋白浓度降低，血清铁浓度和血清转铁蛋白饱和度亦均降低，具体表现为小细胞低色素性贫血。

　　幼儿缺铁性贫血以7个月到2岁的宝宝为最高。幼儿缺铁时会导致听觉和视觉发育及学习能力下降，甚至会出现"异食癖"，比如喜欢吃粉笔、土块等异物。

〖护理方法〗

　　宝宝血液中血清铁的含量也与智商成正比。因此，缺铁性贫血的预防应以饮食补铁为主，严重贫血幼儿需要在医生的监护下服用铁剂。

　　虽然许多食物中都有铁，但有些食物中铁却不易被吸收，如菠菜中虽含铁，但草酸易与铁结合从而使铁不易被吸收。动物的血红蛋白易于吸收，动物血和脏腑类食物对防治贫血有良好的效果，每周至少应安排1～2次肝之类的食物，以保证幼儿有容易吸收的铁元素供应。

对眼的防治与护理

〖妈咪问询〗

　　向女士带着5个月大的儿子到诊所问诊：最近一周来，发现宝宝看东西时两个小眼珠会同时朝中间看。请问这是不是一种毛病？如果是，该怎样预防？

〖询情解答〗

　　经检查，向女士的宝宝眼睛出现轻微的对眼。对眼又称顺子眼、斜偏眼，大多是由于宝宝在2个月至1周岁时年轻的爸爸妈咪照看不周所致。对眼虽然可在宝宝长大后矫正，但矫正后的双眼比正常双眼会少几分自然逼真。因此，一旦发现宝宝出现对眼症状，必须马上看医生矫正。

婴儿的对眼有的无需治疗即可转变成正常，但有的则需做眼部肌肉手术才能矫正。据美国儿童眼科和斜视协会的一项调查结果显示，1～4个月的婴儿对眼者中有27％的在第7个月时视力变得正常，但是屈光度在40°以上的婴幼儿中，只有6％的能够自动矫正。

【护理方法】

宝宝患有对眼会影响到形象和学习，从生活健康和个人形象美观的角度出发，都必须积极治疗。治疗方法有以下四种。

一是运用遮盖健眼法。这是治疗对眼弱视的一种方法。其原理是由于双眼屈光参差太大，可将好眼睛遮住，让斜视的眼睛看东西，让其多受一些光刺激，促使视网膜发育。如经遮盖健眼治疗后斜眼视力有所提高，需戴镜检查斜视度数，如有所减少，则需要坚持遮盖。每月查一次视力和斜视度。

二是用同视机训练。斜视宝宝可到医院做立体镜和同视机训练。这些训练对斜视的眼位矫正有很大帮助，而且对双眼单视功能的恢复和立体知觉的建立都能起到良好的作用。

三是验光配眼镜。这样可以为远视和散光找到准确的度数，配眼镜矫正视力的同时，斜视得到了治疗。要坚持戴眼镜，不能间断，无论看远处或近处都要戴眼镜，一般坚持半年左右就可以见到疗效了。以后每年要到医院检查一次，以观察视力变化，调整眼镜的度数。

四是手术治疗。经上述方法治疗1～2年后仍有斜视的宝宝，或斜视治疗过晚者和在戴眼镜的基础上仍不能纠正者，可考虑进行手术治疗。

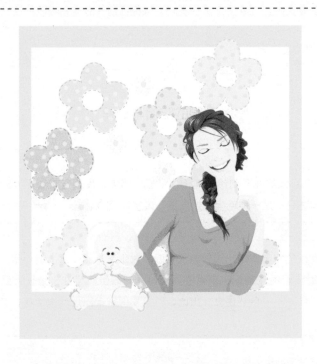

痱毒的防治与护理

〖妈咪问询〗

8月份，天气非常炎热，秦女士带着1岁大的女儿到诊所问诊：宝宝的脖子、肩膀、额头处长了很多痱子，非常痒，其中额头有3处痱毒。问其女儿身上长了许多痱子，每天痒得她难受，不让她抓挠她就大哭，该怎么做才能让女儿好受些？

〖询情解答〗

在炎热的夏天，气温高、湿度大，如果汗不能及时蒸发，就容易使汗腺堵塞，汗液排泄不通畅，引起汗管破裂，造成皮肤轻度发炎，产生痱子。痱子经常在颈部、肘弯、腿窝、胸背和头面部长发，密集排列，互不融合。痱子周围稍红，有痒和灼热的感觉。如果搔抓，容易感染，引起汗管及汗腺发炎、化脓，形成痱疖，俗称痱毒。有豆子大小，大的可有葡萄大小，表面红紫色，疼痛、发烧，局部淋巴结肿大，严重的可引起败血症。

〖护理方法〗

在夏季，要预防痱子和痱毒的发生，关键是要保持皮肤清洁干爽，勤用温水洗澡，不要用冷水。温水不会刺激汗腺，不引起血管收缩，洗后容易干爽。在炎热时，不要让宝宝赤裸，因为皮肤没有衣服的保护更容易生痱子并发生感染。宝宝夏季的衣服要宽大，多喝水，特别是绿豆汤、红豆汤等，室内要通风。如果发生痱毒，要在医生的指导下使用抗生素，并外涂10%的鱼石脂软膏或如意金黄散，成熟后切开排脓。

急疹的防治与护理

〖妈咪问询〗

魏女士到诊所咨询：儿子10个月大，前天突然有点发烧，38℃，有流少量鼻涕，并且全身出现皮疹，社区医疗站医生说是急疹。请问我们怎样护理急疹的宝宝？

〖询情解答〗

本病又称婴儿玫瑰疹，为婴儿时期常见的一种急性出疹性发热病。其发病特点是突然高热3~5天，全身症状轻微，体温下降，同时全身出现皮疹，并在短时期内迅速消退。宝宝急疹可能是由病毒引起的，通过唾液飞沫而传播，但不如麻疹传染力强。此病以春、冬季节发病较多，大多数为6个月至2岁的宝宝。患过此病后，一般不再患第二次。

宝宝急疹从接触感染到症状出现大约需10日。其临床症状为起病急，宝宝突然高热39～41℃，伴有烦躁、嗜睡、咳嗽、流涕、眼发红、咽部充血、恶心、呕吐、腹泻等类似伤风的症状。少数患儿在高热时可出现惊厥，但惊厥后神志清晰，精神食欲仍好，从外表看来毫无病容，这是和其他发热性疾病的不同之处。发热第二到第三日，患儿的枕骨部、耳后、颈部淋巴结轻度肿大，但无压痛。高热持续3～5天后很快下降，退热后或体温开始下降时出现皮疹。皮疹为淡红色斑疹或斑丘疹，最先出现在躯干和颈部，以腰臀部较多，面部及四肢较少，一日内出齐。皮疹多在1～2日消失，且不留色素沉着，因此无疤痕脱屑。小儿急疹预后良好，皮疹退去后能顺利康复，极少有合并症。

〖 护理方法 〗

婴儿患了急疹，一般不用特殊治疗，只要加强护理和给予适当的对症治疗，几天后就会自己痊愈。宝宝患急疹后，妈咪要让宝宝卧床休息，尽量少去户外活动，注意隔离，避免交叉感染。宝宝发热时要给患儿多饮水，给予容易消化的食物，适当补充维生素B和维生素C等。如果体温较高，宝宝出现哭闹不止、烦躁等情况，可以给予物理降温或适当应用少量的退热药物，以免发生惊厥。

〖 温馨提示 〗

年轻的妈咪在遇到这种情况时，不要急于给宝宝退烧，应查看疫苗接种情况，配合医生的治疗。

接触性皮炎的防治与护理

〖 妈咪问询 〗

汪女士夫妇带着1岁的儿子到诊所问诊：前天，小孩两手的手臂处出现红色的斑丘疹，很痒，在家里用"皮炎平"也不见效。家里养有一只宠物狗和两只猫，宝宝喜欢抱着宠物狗玩，不知是不是受到感染？

〖 询情解答 〗

经检查，男孩是患上了接触性皮炎。接触性皮炎是由于外界物质接触皮肤引起的皮肤急性炎症。患儿某个部位皮肤瘙痒，局部出现红色的斑丘疹，或者患处明显肿胀，严重的可能发生

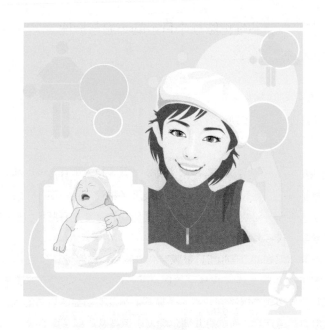

水疱，如果皮肤的界限清楚，就很可能患上了接触性皮炎。

接触性皮炎的发病机理有两种：一是原发性刺激，即接触物本身对皮肤的刺激引起皮肤炎症；一是过敏性反应，也就是少数人对某些物质过敏所引起的皮肤炎症。有些过敏反应的皮炎不马上发病，可以有几天的潜伏期，而再次接触时多在24小时以内发病。引起接触性皮炎的物质很多，可以简单地分为植物性、动物性和化学性三大类。植物类中，生漆是常见的致敏原；动物类中，如一些家禽的羽毛或羽毛饰物往往引起过敏；化学类中，如化纤织物、肥皂、玩具等物可引起过敏。

根据突然出现皮疹、皮疹的界限清楚、有接触史，一般比较容易作出诊断。当然，有些患儿接触史不明确，给诊断与治疗带来一定的困难，这就需要妈咪仔细地观察宝宝的生活环境，特别是再次接触发生皮疹时，则可以明确过敏原。

〖 护理方法 〗

对于接触性皮炎的治疗主要是去除病因，如果已明确致敏原，就应该避免再次接触。对于皮炎的局部治疗，可以到医院开一些对症治疗的外用药，如果病情较重，医生还会给宝宝开一些内服药。应该注意的是，对已经发生的皮炎要避免搔抓、洗烫，不要用肥皂等有刺激性的液体涂抹局部，已经发生糜烂的皮炎要防止感染。

〖 温馨提示 〗

家里有宝宝，最好别养宠物，以避免宝宝受感染。

急性化脓性中耳炎的防治与护理

〖妈咪问询〗

  严女士带着2岁的女儿到诊所问诊：女儿近几天食欲不振，还爱用手挠耳朵，昨日问她，她说："痛，耳朵痛。"今天发现她有些发烧。不知女儿是否耳疾，情况严不严重？

〖询情解答〗

  本病是因化脓病菌如链球菌、葡萄球菌、肺炎球菌等侵入中耳而发生的，为婴幼儿多见的耳病。因婴幼儿抵抗力弱，比较容易患上呼吸道炎及各种疹热病；咽鼓管短，位置低而平，平卧吃乳易反胃呛咳，带菌分泌物可侵入咽鼓管；婴幼儿中耳常遗有胚胎期的结缔组织，容易发生感染。以上因素都比较容易招致鼓室发炎。

  发生本症，一般体温在38.5～40℃，鼓膜穿孔流脓后，体温可降至正常。

  年龄稍大的幼儿会诉说耳痛，疼痛可放射至头部及齿部，鼓膜穿破流脓后疼痛会减轻。婴幼儿不会诉说耳痛则哭闹烦躁不安，常用手抓耳。患儿有明显的胃肠症状，如食欲不振、呕吐、腹泻等，极似胃肠道疾病；有的患儿偶尔会发现惊厥及颈部强直症状。

  本病如果不及时治疗，会并发急性乳突炎、急性化脓性脑炎及重症婴儿腹泻。

〖护理方法〗

  急性化脓性中耳炎若能及时治疗，多能控制流脓并使穿孔愈合，恢复听力。如果没有及时治疗，会迁延成慢性。平时应保持耳部清洁，清洗外耳道脓液，用消炎药水滴入耳内。如用3%过氧化氢液洗耳：将药滴入耳内，2～3分钟后使患耳朝下倒出药水，反复2～3次，然后用棉签清拭干净。

肺炎的防治与护理

〖妈咪问询〗

  齐女士到诊所问诊：儿子半岁，现在是肺炎流行季节，请问应该怎样预防肺炎？

〖询情解答〗

  婴儿肺炎多由细菌（如肺炎双球菌、金黄色葡萄球菌、大肠杆菌）、病毒（（如呼吸道合胞病毒、流感病毒、腺病毒）、支原体等病原微生物引起。与一般肺炎不同，婴儿肺炎值得我们警惕的有三大特点：病情不典型（易与感冒混淆），合并症多（如呼吸衰竭、心力衰竭），

188

死亡率高。因此，妈咪不能掉以轻心，一旦发现宝宝出现相关症状，必须马上到医院看医生。

婴儿得了肺炎往往有以下表现：一是早期常为刺激性干咳，以后程度可略为减轻，进入恢复期后常伴有痰液。二是不同年龄、不同病原体所致肺炎多有发烧，但程度可从38℃左右的低烧到39℃甚至40℃的高烧。三是病儿常出现口周、鼻唇沟发紫症状，而且呼吸加快，每分钟可达60～80次，可有憋气，两侧鼻翼翕动。四是气促，多出现在发烧、咳嗽之后。病儿常常有精神不振、食欲减退、烦躁不安、轻度腹泻或呕吐等全身症状。

防治肺炎，爸爸妈咪要特别留心观察宝宝的呼吸情况：一是数呼吸次数，二是看胸部的凹陷程度。观察宝宝的呼吸要在宝宝安静的状态下进行。健康宝宝安静时的呼吸次数因年龄不同而有所差异，以每分钟为例，2个月内的婴儿呼吸次数应少于60次，2～12个月的婴儿应少于50次，1～4岁应少于40次。至于胸部凹陷，是指宝宝吸气时下胸壁内陷的程度。如果宝宝咳嗽，并伴有呼吸增快，则为轻度肺炎；如果呼吸增快伴有胸部凹陷，则为重度肺炎；如果在上述基础上还伴有不能饮水和绀紫，则为极重度肺炎。

〖 护理方法 〗

婴儿肺炎防治主要是加强体质锻炼，鼓励宝宝多做户外活动，接受日光浴，提高耐寒能力。做好计划免疫，如按要求接种麻疹疫苗、百白破三联疫苗、流感疫苗以及肺炎疫苗等。少到人多嘈杂的公共场所，特别是在呼吸道发病率较高的季节。

发烧的防治与护理

〖 妈咪问询 〗

萧女士带着1岁半的女儿到诊所问诊：昨晚宝宝有点发烧，晚上11点钟测得体温为37.4℃，只是给她采用物理降温，早上8点测得体温为37.9℃，一直多喂她温开水。请问平时应该怎样做才能预防宝宝发烧？

〖 询情解答 〗

宝宝发烧的原因有很多，除感染因素外，环境过热、失水都有可能引起发烧。可靠的依据是体温，当体温超过37℃，并伴随面红、烦躁、呼吸急促、吃奶时口鼻出气热、手脚发烫等表明是发烧。体温不超过38℃时不要随便服药，应采用物理降温。体温升至39℃时，在宝宝头下枕一个冷水袋(非冰袋)，肚皮上放置温湿毛巾，用温水沾湿宝宝前额、颈部、腋下、大腿根部等大血管走行处，不宜采用酒精浴。发烧严重者及感染引起的发烧，应迅速带宝宝去医院，不

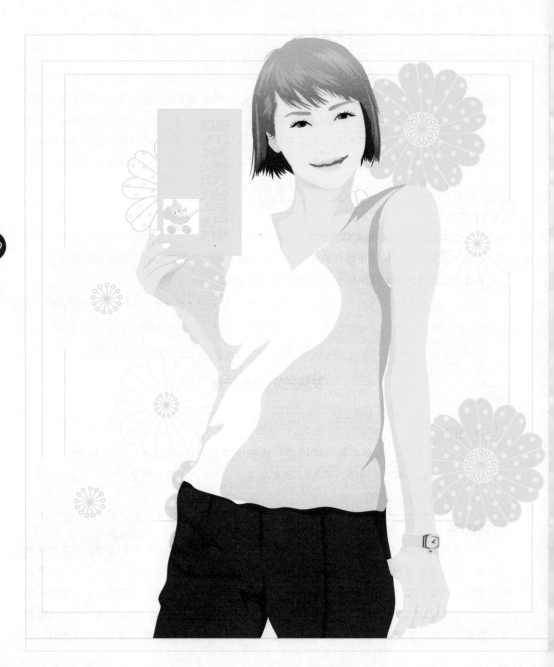

要自行随便用药。

〖护理方法〗

宝宝发烧期间，妈咪应该保证居室的清洁、安静，室内温度控制在18～20℃，房间每天至少通风一次，并尽量减少亲友探视，防止交叉感染。

每4小时给宝宝测一次体温，高温患儿（发烧39℃以上）每1～2小时测一次，并注意观察宝宝的精神、状态、面色、呼吸等身体状况，用退热药后如果出现大汗淋漓、面色苍白等虚脱现象，应及时喂糖水，并与医生联系。

发烧宝宝一定要多喝水，以补充体内因发烧而消耗掉的水分，更能帮助宝宝退烧。幼儿发烧后一般胃口都不好，此时别硬逼着宝宝吃。食欲差、热度高时可吃些流质，如果汁、米汤、淡奶、豆浆等；食欲好、热度不高时可吃些半流质，如藕粉、肉粥、鸡蛋羹等。

正在发烧的宝宝穿衣服不宜过厚，特别是婴幼儿更不可裹得太紧，否则会影响散热，使体温降不下来。

〖温馨提示〗

一定要遵医嘱按时给宝宝使用退热药剂。宝宝发烧经过治疗退烧，未经48小时是不宜洗澡的，因为发烧宝宝抵抗力极差，此时洗澡很容易导致受外感风寒而再次发烧。

腹泻的防治与护理

〖妈咪问询〗

廖女士到诊所咨询：1岁的女儿前天发生腹泻，有去看医生，情况不严重，医生开了一些药。请问平时应该怎么做好腹泻的预防措施？现在应该怎样护理宝宝才比较科学？

〖询情解答〗

腹泻是婴儿时期的常见病、多发病，是导致婴儿死亡的主要原因之一。本病在夏、秋季节发病率高，得病年龄多在1岁半以下。目前，婴儿腹泻从病因上可分为感染性和非感染性腹泻两大类，前者由于细菌、病毒、霉菌、寄生虫感染引起，后者主要是由于饮食因素和气候因素导致。在感染因素引起的腹泻中，以细菌的病毒感染最为多见。

〖护理方法〗

宝宝到了4～6个月就可以开始添加辅食。由于宝宝消化系统发育不成熟，调节功能差，消化酶分泌少，活性低，所以开始添加辅食时应注意循序渐进，由少到多，由半流食逐渐过渡到固体食物，脂肪类不易消化的食物不应过早添加。母乳喂养的宝宝应注意妈咪乳头的清洁，哺育前应用干净毛巾仔细擦洗乳头；人工喂养的宝宝应注意奶具严格消毒，妈咪配奶前应先将双手洗净，喂剩的奶液可用保温器保温，如果超过半小时没吃最好丢弃，以免变质。

注意居室空气的流通，如果家有患呼吸道感染的病人不要接触腹泻宝宝，防止交叉感染。

腹泻期间，妈咪还要提防尿布疹。因为宝宝便便次数增多，肛门周围的皮肤及黏膜有损伤，每次大便后都要用温水冲洗，再涂些油脂类的药膏。要及时为宝宝更换尿布，避免粪便尿液浸渍的尿布与皮肤摩擦而发生破溃。

宝宝发生腹泻，除了看医生吃药之外，在生活护理方面也要注意。

腹泻宝宝需要营养丰富的食物，以防腹泻后营养不良。母乳喂养的宝宝可继续母乳喂养，人工喂养的仍可给予平常的喂养方式。妈咪需要注意的是，宝宝此时的肠胃功能尚处在恢复期，因此进食应遵循少吃多餐、由少到多、由稀到浓的原则。

腹泻一开始会呈现轻度脱水的状况，因此护理的重点是先为宝宝补充身体丢失的水分。以下的补液方法妈咪可以任意挑选一种。

自制糖盐水：在500毫升的开水中加入葡萄糖或白糖10克，另外加食盐2~5克，按20~40毫升/千克体重的比例在4小时内服完。剩下的可以随时服用。

盐米汤：米汤500毫升加食盐2克，让宝宝当开水饮用。

盐稀饭：如果宝宝此时的消化功能尚好，妈咪可以喂给宝宝盐稀饭。

如果正处于季节变化时期，气温忽高忽低，很容易引起感冒、发烧，加重腹泻症状。宝宝腹泻期间，妈咪要注意宝宝腹部的保暖，如果宝宝四肢发凉，可以用热水袋保暖，但要注意防止烫伤。

〖温馨提示〗

一般来说，只要注意调整饮食的结构、卫生、规律，腹泻是可以避免的，轻度的腹泻也可以停止。但是如果宝宝腹泻次数持续增加，排出的大便呈水样、腥臭，精神萎靡、拒奶，则应立即到医院就诊。

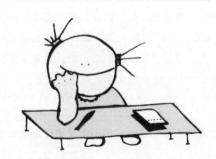

皮肤湿疹的防治与护理

193

〖 妈咪问询 〗

　　戚女士夫妇带着6个月大的儿子到诊所问诊：宝宝现在还处于哺乳期，母乳充足。两天前，宝宝颈部、右手臂处有一片"奶癣"，他经常抓挠。请问这种症状擦什么药膏比较好？

〖 询情解答 〗

　　宝宝湿疹俗称"奶癣"，是一种常见的皮肤炎症。主要表现为患处皮肤出现红色疹点或红斑，然后逐渐增多，有的融合成大片，可伴有流水、糜烂、结痂、瘙痒，常反复不愈。本病好发于头面部，以后逐渐蔓延至颈、肩、背、四肢，甚至可以波及全身。

　　患儿常因极其瘙痒而烦躁不安，夜间哭闹以致影响睡眠；另外，由于宝宝用手抓痒，导致皮肤细菌感染而使病情进一步加重。引起湿疹的原因很多，因此当宝宝出现湿疹后，除到医院就诊外，还应检查饮食喂养是否得当，尽可能找出致病因素，才能做到有针对性的治疗。

〖 护理方法 〗

　　爸爸妈咪要避免宝宝在患病期间与患有单纯性疱疹的人接触，以免患儿并发卡波西水痘样疹。

　　要常给宝宝剪手指甲，尽量避免宝宝抓破皮肤，加重病情。应保持适宜的室温，因为室温过高会使湿疹的瘙痒感加重。要避免宝宝的皮肤接触到有刺激性的物质，也不要在患处涂擦油脂丰富的护肤品；同时，要禁止用肥皂和温度较高的水清洗患处。

　　妈咪在母乳喂养期间要忌吃鱼、虾、蟹、鸡蛋以及辛辣的食物，同时还要避免饮酒。

　　患儿的饮食要定时定量，最好吃母乳。如果患儿是吃牛奶，则要多加水少加糖，而且牛奶煮沸的时间要稍长一些。此外，患儿如有消化不良，应及时进行治疗。

　　可给患儿口服0.2%的苯海拉明糖浆，给药的剂量应按每天每千克体重1～2毫克计算，每天分3～4次服用；也可给患儿口服扑尔敏，给药剂量按每天每千克体重0.35毫克计算，每天分3～4次服用。

　　平时要给宝宝穿松软、宽大的棉织品或细软布料的内衣，避免穿化纤织物，而且内衣、外衣均要忌羊毛织物以及绒线衣衫；宝宝的尿布应勤洗勤换。

〖 温馨提示 〗

　　对面积不大、病情较轻的湿疹，可在患处涂擦糖皮质激素类软膏（如皮炎平软膏、复方地塞米松霜等），但由于此类药物具有一定的副作用，所以需要在医师的指导下使用，而且不宜涂擦得太厚。对脂溢型湿疹患儿，只需在其患处经常涂擦一些植物油（如茶油等），即可使

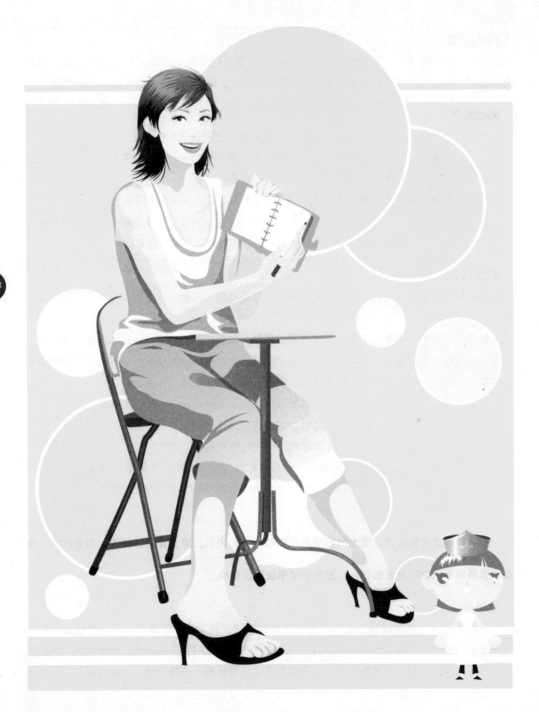

痂皮逐渐软化脱落。对有皮肤糜烂的患儿，可先用洁菌灵洗液清洗掉渗出液，然后在患处涂擦氯锌油（每天涂2～3次）；或者先用3%的硼酸溶液湿敷患处，然后再外涂氧化锌油剂（每天涂2～3次），待渗液减少后可改为只外涂硼锌糊，每天涂2～3次，直至痊愈。

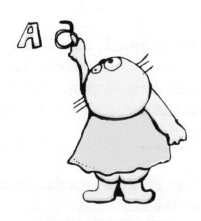

尿布疹的防治与护理

〖妈咪问询〗

盘女士带着3个月大的女儿到诊所问诊：最近宝宝小屁股出现红色斑点状疹子，睡得不踏实，比较烦躁。请问宝宝的皮肤患上什么病？

〖询情解答〗

经诊断，盘女士的宝宝患的是婴儿常见的尿布疹。这是婴儿臀部的一种常见的炎症，是由于尿布被粪便、尿液污染后分解产生氨，刺激和损伤皮肤所致；也可能是由于宝宝皮肤娇嫩，对洗涤剂和柔顺剂过敏而产生的。

主要表现为臀红、皮肤上有红色斑点状疹子，甚至溃烂流水，患儿容易哭闹，烦躁不安，睡眠不佳。

〖护理方法〗

在尿布疹严重时暂不用尿布，让宝宝的臀部暴露在空气中，保持干燥；尽量避免使用一次性尿布，如果使用也应勤换尿布，最好使用纯棉的尿布；勤把尿，以免尿液浸湿皮肤。

在医生的指导下可使用鞣酸软膏、护臀霜等涂抹患处。

脂溢性皮炎的防治与护理

〖妈咪问询〗

　　蓝女士带着3个月大的儿子到诊所问诊：宝宝的前额处有一处潮红，头上有几处地方有黄浆液痂。请问这是由什么原因引起的？

〖询情解答〗

　　经检查，蓝女士的儿子患的是脂溢性皮炎，这是新生儿常见的一种皮肤病，是在皮脂溢出的基础上所引起的皮肤继发性炎症。它实为湿疹的脂溢型，多见于1～3个月的肥胖宝宝，其前额、脸颊、眉间皮肤潮红，表面覆盖黄色油腻性鳞屑，头皮上可见较厚的黄浆液痂，痂下有炎症合并糜烂和渗出。这与母体雌激素通过胎盘传给胎儿，导致新生儿皮脂增多有关。同时，维生素B_2缺乏也会导致患上脂溢性皮炎。

〖护理方法〗

　　脂溢性皮炎不太痒，但头皮上的层层结痂易继发感染，通常继发感染后导致患儿因患处的痒痛而搔抓。所以清洗结痂是护理的重点。

　　清洗时，注意不要用肥皂，可用甘油、植物油或强生润肤油涂抹于痂皮上，待痂皮软化，再用婴儿洗发精清洗即可。清洁头皮时动作要轻柔，切勿擦破皮肤。症状轻的，可给婴儿喝点水，水奶交替饮用，无需用药；如果严重可用优卓尔软膏或5％的硫磺膏短期涂，一般都会痊愈。

〖温馨提示〗

　　处于哺乳期的妈咪，暂时不能吃刺激性食物和海产品，以免通过母乳影响患儿。

百日咳的防治与护理

〖妈咪问询〗

　　岑女士到诊所咨询：儿子2岁，已上托儿所，最近他班里有一位小朋友患上了百日咳，正在医院治疗。请问这种病会传染吗？

〖询情解答〗

　　百日咳是由百日咳杆菌引起的急性呼吸道传染病，主要表现是咳嗽，病程可长达100天，故名"百日咳"。

百日咳是传染性较强、病情顽固及并发症较严重的疾病，必须采取有效的措施进行预防。隔离患儿是预防百日咳流行的重要环节，隔离期从发病之日算起是6个星期。对出生满3个月的宝宝，要进行百白破三联疫苗的预防接种。

宝宝在感染本病菌1～2个星期后就出现症状。发病的早期患儿有流泪、流涕、咳嗽和低热等症状，与普通感冒难以区别。3～4天后咳嗽日见加重，经1～2个星期后咳嗽逐渐加重而进入痉咳期，此时出现典型剧烈的痉挛性咳嗽。每次发作要连咳十几声甚至几十声，患儿常咳得面红耳赤、涕泪交流、舌向外伸，最后咳出大量黏液，并由于大力吸气而出现犹如鸡鸣样吼声，如此一日发作几次乃至30～40次，尤以夜间明显。年龄愈小，病情愈重。

由于宝宝患百日咳后易引起肺炎等并发症，因此，对宝宝的百日咳要及时请医生诊治。

〖护理方法〗

家里有百日咳患儿，就要保持室内空气洁净、新鲜，不要有烟雾和刺激性气味，使患儿免受呼吸道刺激。妈咪要陪伴宝宝，保持宝宝安静愉快，少说话，以减少咳嗽。

要给宝宝营养丰富的饮食。宝宝咳嗽发作了，就先不要吃，待不咳了再吃。有时咳得太厉害了发生呕吐，妈咪不必惊慌，等宝宝不咳了，安静下来再吃。但不要吃得太饱，可以多吃几顿，吃饭时要慢一些，不吃辛辣等带有刺激性的食物。

室内空气要保持湿润，有条件可买加湿器，也可用塑料浴帐。帐内放小床，在宝宝睡前放一盆沸水，使帐内温度、湿度升高，宝宝可舒适入睡，20分钟左右取下浴帐。

〖温馨提示〗

不要带宝宝去灰尘多的地方逗留，避免烟尘刺激而诱发咳嗽。

肛瘘的防治与护理

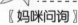

〖妈咪问询〗

庄女士到诊所问诊：儿子已经7个月大，一周前患上了肛瘘，看医生后动手术治疗。请问在后期护理上应该注意哪些方面？

〖询情解答〗

肛瘘是宝宝常见的肛门疾病之一，别看毛病小，却会使宝宝终日感到不适。肛瘘大多发生在肛周脓肿引流以后，因肛门直肠内的粪水仍不断进入脓腔中，影响脓腔愈合，最后形成慢性瘘管，就是肛瘘。除这种情况外，宝宝还有直肠阴道瘘、直肠大阴唇瘘等，这些都是肛周脓肿的后遗症。由此可见，彻底治疗肛周脓肿十分重要。

肛瘘症状明显，不难发现，一般在肛瘘外口经常有脓液及分泌物流出。有时瘘口还会暂时自行封闭，妈咪误以为瘘口已经长好，但没过几天又溃破流脓，如此反复发作。如果合并有其他直肠瘘，排便时粪便犹如挤牙膏一样由瘘口排出。如瘘口细小，在腹泻时会有粪便溢出，衬裤时有污粪现象。

患儿因此而痛苦不堪，妈咪焦急万分，渴望一次手术成功。一般肛瘘最好能在急性炎症控制6个月后再进行修补或肛瘘切除术。瘘管较细者，如无粪便排出，也能自行愈合。但有直肠瘘者处理就比较复杂了，需在年龄较大时作瘘修补术，这样容易一次成功。有些患儿瘘管较粗，修补前还要先做人工肛门，这样手术成功的把握就大得多了。

〖护理方法〗

肛瘘一般难以自愈，要动手术才能彻底治愈。手术后，伤口的处理和护理关系到手术的成败，非常重要。在护理过程中要做到：1.患儿做完肛瘘挂线术后，妈咪应注意其橡胶条是否过松或过紧，根据情况作适当调整。2.肛瘘切开术后48～72小时内，如果没有排便，可更换外面敷料，排便后开始温水坐浴，坐浴后取出伤口内纱布，检查伤口引流情况。3.伤口内填充的纱布要逐渐减少，既要保持引流通畅，又不能延长愈合时间。4.伤口愈合的后期，要注意肛管内创面，每隔数日行直肠指诊扩张肛管，以防发生粘连。5.术后排尿困难腹胀，可采用听流水声等方法诱导患儿排便；如果术后发生便秘，可服缓泻药物。6.应让患儿卧床休息或减少活动，避免局部过度摩擦。

要注意局部清洁，手术后每日坐浴，对初次坐浴的病人要观察有无不适；每日要更换敷料；勤换内裤，不要让脓液和分泌物积留患部；每日睡前或便后用温水清洗肛门。

应少食多餐，减轻肠胃负担。

淋巴结肿大的防治与护理

〖妈咪问询〗

李女士的宝宝1岁了，前几天感冒发烧，吃了5天"阿奇"和"护彤"，不发烧了，但今天发现耳朵后面的淋巴结有些肿大。李女士不知是何原因，非常着急。

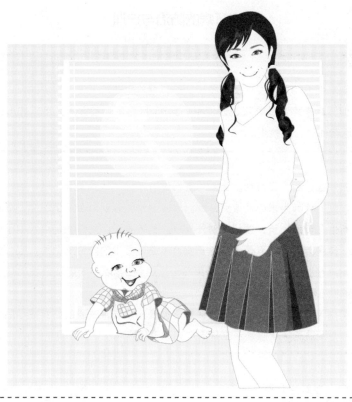

〖询情解答〗

　　淋巴系统是身体的自然防卫组织，可以抵抗毒素的侵入，浅表的淋巴结群存在于颈部、腋窝、腹股沟、膝盖后面以及耳朵前后。

　　宝宝淋巴结肿大，最常见的原因是感染。肿大的部位取决于感染的位置，喉和耳朵感染可能会引起颈部淋巴结肿大；头部感染会使耳朵后的淋巴结肿大；手或手臂感染会使腋窝下淋巴结肿大；脚和腿部感染会引起腹股沟淋巴结肿大。

〖护理方法〗

　　小儿最常见的是颈部淋巴结肿大，妈咪很容易注意到宝宝的这一部位。对大多数人来说，咽喉痛、感冒、牙齿发炎（脓肿）、耳朵感染或昆虫叮咬都是引起淋巴结肿大的原因。不过假如淋巴结肿大出现在颈部前面正中间或者正好在锁骨上方，你就必须考虑感染之外的原因，如肿瘤、囊肿或甲状腺功能紊乱。

　　大多数妈咪一看到宝宝颈部淋巴结肿大，首先想到的是肿瘤。这是自然反应，肿瘤的确也是引起宝宝淋巴结肿大的一个原因，不过感染是更为多见的原因。对此，进行了血和尿的化验、X线检查、皮试以及活体切片检查等，可以明确诊断。

克汀病的防治与护理

〖妈咪问询〗

赵女士的宝宝生下20天就发现黄疸持续不退，喂养也非常困难，宝宝的反应也比别的宝宝迟缓，不爱哭但哭起来声音就嘶哑，还便秘。到3个月后发现宝宝舌大且常伸出口外，赵女士急忙抱宝宝到医院作进一步检查。

〖询情解答〗

赵女士的宝宝被诊断为克汀病。当胎儿在母体时发生甲状腺激素不足，胎儿的神经发育受到严重的损害，我们称其为呆小症或克汀病。患儿出生后表现为宝宝少动作，嗜睡，主动吃奶差，很少哭，新生儿黄疸期长，便秘，对外界反应差等表现。克汀病是小儿由于体内缺少甲状腺素而引起的一种病。甲状腺素是人体生长发育中必不可少的内分泌激素，宝宝如果缺乏这种激素，就会影响脑细胞和骨骼的发育。如果在出生后到1岁以内未能及早发现与治疗，则会造成宝宝终身智能低下和身体矮小。

克汀病主要病因有两种：一是某些地区缺乏微量元素碘，缺碘的妇女怀孕后供给胎儿的碘就不足，导致胎儿期缺乏甲状腺素；二是宝宝先天甲状腺功能发育不良。

〖护理方法〗

妈咪应注意，在新生儿期，如果宝宝黄疸持续不退，吃奶不好，反应迟钝，爱睡觉，很少哭闹，经常便秘，哭声与正常宝宝不一样，声音嘶哑，便应请医生检查。如果延误诊断，到2～3个月时会发现更多的症状，例如舌大且常伸出口外，鼻梁塌平，脖子短，头发干而黄且稀疏，皮肤干燥粗糙，肚子相对较大，这时便不可再耽误，一定要尽早请医生诊治。

治疗克汀病必须争分夺秒，早一天给宝宝用上甲状腺素治疗，宝宝的智力发育就要好一些。

〖温馨提示〗

现在提倡在产科对新生儿筛查先天性疾病。可用脐血或自足跟取一滴血，用纸片法普查，能早期发现症状及体征尚不明显的呆小病及某些先天性代谢性疾病，取得较好效果。

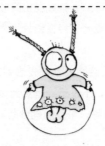

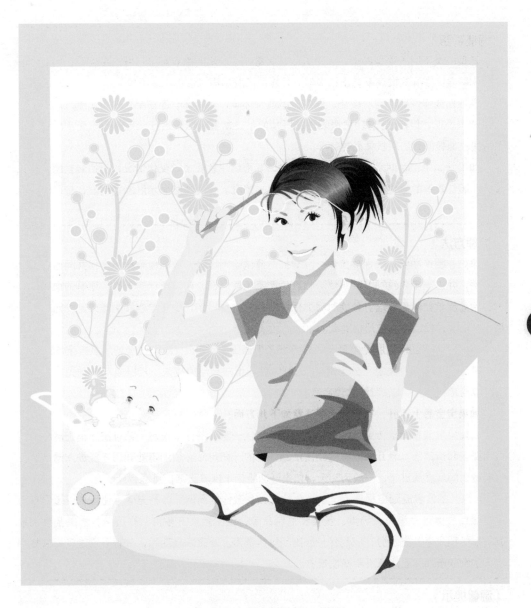

乙型肝炎的防治与护理

〖妈咪问询〗

　　饶女士到诊所咨询：表妹生了一个男孩，2个月大，近期患上乙型肝炎，现正在医院治疗。自己打算怀孕，请问应该怎样预防新生儿患乙肝？

〖询情解答〗

乙型肝炎不同于甲型肝炎，因带有乙肝病毒，不发病的患者都是乙肝的传染源，因此乙肝的发病率要比甲肝的发病率高出许多倍。妊娠期乙肝病毒携带者也并不少见。

急性期或慢性期出现肝硬化、肝癌时不适合怀孕，一旦怀孕应在早期做人工流产。如果有明显临床表现，但抗原尤其e抗原阳性、肝功能不正常者应积极治疗，等肝功能正常后半年，最好是抗原转阴，出现抗体后再怀孕。

如果妊娠中、晚期发现乙肝抗原阳性者，要密切注意肝功能变化情况，包括转氨酶、血浆蛋白、胆红素等的变化，还要注意监护肝脏受损情况。如肝功能表示肝损害明显，应及时终止妊娠。

〖护理方法〗

孕妇在围产期要加强保健工作。凡孕妇血清试验阳性者，应在传染科及产科共同监护下度过孕期，并进一步查e抗原及e抗体。临产后严密观察产程，在隔离产房分娩，所有的血、分泌物、胎盘要单独消毒处理。分娩时尽力保护新生儿少受损伤，少受羊水和阴道分泌物污染。产后不哺母乳，母、婴均应严格隔离。

此外，还要进行乙肝免疫预防，凡产妇乙肝表面抗原和e抗原阳性者，所生宝宝均属乙肝免疫预防对象。乙肝免疫可分为3种：乙肝免疫球蛋白被动免疫法；乙肝疫苗主动免疫法；上两者联合应用。其中以第3种比较合适。

如果宝宝患上乙肝，在护理上要注意如下几方面：

1.如果宝宝患的是传染性肝炎，最好让他独住一室，条件不理想的话可用床单把房间隔离成污染区和清洁区。患儿只能在污染区活动，他的一切用品必须消毒处理后才能进入清洁区。隔离的时间从发病日起，一般为30天，如果肝功能仍未恢复正常，可适当延长。

2.患儿的饮食原则应根据宝宝的消化功能和食欲作均衡调配。补充碳水化合物以米面食为主，蛋白质类可食瘦肉、奶类、蛋类和豆制品等，维生素类宜多食新鲜蔬菜、水果及维生素丸。急性期应多补充水分，以利保护肝脏和排泄毒素。卧床休息期间，每餐不宜过多，恢复期宝宝的食欲增加，应注意不要暴饮暴食。

〖温馨提示〗

妈咪要注意患儿的病情变化，如患儿精神很差，黄疸不断加深，食欲锐减，鼻出血以及时而烦躁不安、时而嗜睡或出现不易控制的狂躁情绪，很可能是进入肝昏迷前期，应及早送医院治疗。

幼儿期护养（12～36个月）

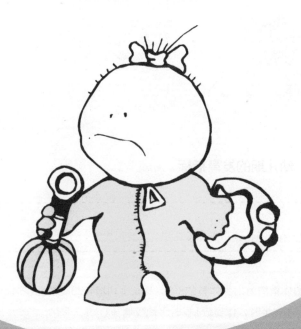

第一节　幼儿期宝宝的日常护理

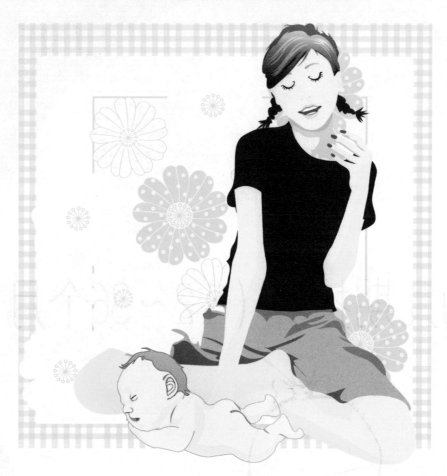

幼儿期的发育指标

〖 妈咪问询 〗

　　有不少妈咪来询问：幼儿期宝宝的生理特点与身体发育指标是什么？

〖 询情解答 〗

　　体重增加速度：1岁时，宝宝的体重约为出生体重的3倍，身长平均增长25厘米。1岁以后则明显减慢，体重增长减慢更明显。1岁半时，体重较1岁时平均仅增长1～1.3千克。

　　身高增长速度：1～2岁幼儿年平均身高增长标准为10～13厘米；2岁以后身高可用公式，

即身高＝（年龄×5）＋80厘米估算。

头围增长速度：每年1厘米。

前囟：于1岁半时闭合。

牙齿：乳牙共20颗，2岁时基本长齐。咀嚼和消化吸收功能尚不十分健全。

脑发育：2岁（24个月）时头围达48厘米；脑重约为1千克，约为成人脑重的70%。大脑的绝大部分沟回均已明显，神经细胞已生长完毕，约140亿个，脑细胞之间的联系愈加复杂化，出生后的教育与训练刺激大脑相应区域不断增长，开始表现出个体差异。

智能发育速度：较快。语言表达能力逐渐丰富，要求增多，善于模仿，接触外界，见识扩大。但是，自我识别能力和保护能力仍然很缺乏。

行为能力：能够独立行走，活动量增加。

囟门的保护

【妈咪问询】

赖女士到诊所咨询：儿子已经16个月了，对于囟门的保护应该注意些什么？

【询情解答】

囟门有前囟门和后囟门。前囟门位于宝宝头顶的前部，呈菱形，出生时约成人拇指头大小（1.5～2厘米，对边中点连线的距离）。由于生后的最初几个月，大脑的生长速度较颅骨的生长速度相对要稍快些，因此在这一阶段正常宝宝的前囟门可随着头围的增加而略变大，但一般不超过3厘米，也不向外凸出，宝宝也无多汗、夜惊、烦躁等表现。如果前囟门大小超过3厘米，或伴有多汗、夜惊、烦躁等其他异常表现，则要考虑是否有缺钙或其他颅脑疾患，要请医生检查。前囟门通常要到生后6个月左右才又开始逐渐变小，一般在1岁至1.5岁闭合。

【护理方法】

后囟门在头顶后部正中，呈三角形，一般在生后2～3个月时应闭合。宝宝囟门部位缺乏颅骨的保护，故在闭合前要防止坚硬物体的碰撞，但可以用手轻轻摸，也可以洗。

走路的训练与防护

〖 妈咪问询 〗

赵女士的宝宝从9个半月开始学走路，10个月的时候已经走得很稳了，现在更是有要小跑的迹象。但就有一点，走路时会踮起脚跟，所以身体老是向前倾斜，感觉像跑一样，让大人心惊胆战的。一般的宝宝都是1岁左右才开始学走路，赵女士询问她的宝宝走路这么早好不好。

〖 询情解答 〗

1岁的宝宝能够独立行走，2岁时就可以走得很稳、很快，完全不用依靠成人的帮助。宝宝脱离了身体上对成人的依赖关系，因此他比过去对周围世界有了更强烈的好奇心。

宝宝学走路的基础是在1岁前就打下的。3个月时宝宝学会抬头，出现了颈曲，加强了颈部肌肉的力量。6个月时学会双手支撑，加强了臂部肌肉力量，又学会坐，出现了胸曲。7～9个月时学会爬行，加强了腹部肌肉的力量。12个月时会站，会扶走或独走，出现了腰曲，加强了腿部肌肉的力量。有的幼儿运动功能的发育可能比上述规律早些或稍晚些，但只要不是病理性的都是正常的。有的专家和妈咪建议，为了婴儿健康，不要过早让宝宝学走路，顺其自然就好。

〖 护理方法 〗

宝宝满11个月，自己能独站，是学走路的最佳时机。宝宝饭后1小时是精神状态最佳的时段，也是练习走路的最好时机。

独走方法：妈咪爸爸相距1米面对面蹲好，宝宝站在妈咪身边，爸爸拍手呼唤："宝宝，来，找爸爸。"宝宝蹒跚扑向爸爸怀里。然后妈咪拍手呼唤："宝宝来，找妈咪。"宝宝再转而扑进妈咪怀中。

学步带助走方法：让宝宝站好，将学步带套在宝宝的胸前，妈咪从宝宝背后拎着带子，帮宝宝掌握平衡。妈咪说："宝宝，我们走了。"妈咪宝宝一起走向前。

每天练习2～3次，每次走5～6个来回即可，可逐渐增加练习次数、拉长距离。

〖 温馨提示 〗

在宝宝行走之时不要喂他食物，以免呛住喉咙。当宝宝开始学走路时，不要让宝宝远离你的视线；要避开湿滑的地面，注意路上的障碍物；小心家具边边角角的潜在危险；不让宝宝进入厨房；尖锐物品、器具尽量放置到宝宝够不着的地方，药品或细小用品也要妥善藏好；烫手的食物也不要让宝宝碰到。

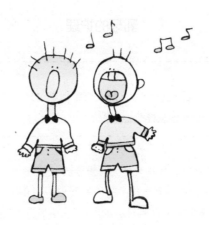

学语的启导

〖妈咪问询〗

张女士到诊所咨询：有的宝宝从6个月开始就牙牙学语，可我家宝宝快2岁了，什么都懂，就是不肯说话。这是什么原因？

〖询情解答〗

宝宝在1周岁后能说出一些简单的词；1岁半到2岁能掌握200个左右的词汇；3岁时能初步掌握口语，并有了爱憎。一般来说，宝宝的说话能力存在很大的个体差异，语言能力差的宝宝其智力发育却不一定差。如果证实宝宝在认知、情绪、社会性、动作等方面的发育正常，那么开口说话晚仅仅是由于个体差异造成的，妈咪就要积极为宝宝的语言发育创造一个良好的氛围。

但如果宝宝开口说话比较晚，而且出现了这样的情况：对同龄人的玩具表现很冷漠；对成人的指令不能够轻易理解并迅速作出反应；面部表现比较单调；动作的协调能力差，不喜欢动或者在学步期后仍然经常跌倒等。妈咪就要高度重视了，需带宝宝到医院进行检查诊断。

〖护理方法〗

宝宝刚开始学说话时一怕说错，二怕大人训斥。所以，只要宝宝开口说话，妈咪就必须肯定，并在肯定的基础上鼓励他们多说话。刚说话的宝宝只会跟着大人的尾音学话，还不会独立地回答问题。这就需要妈咪有意识地引导他们从单词到多词，再到语句的语言发展。

宝宝在学说话的时候，往往喜欢自言自语，讲一些别人听不懂的话，爸爸妈咪要细心观察他们想要说什么，然后以"欣赏"的态度教他们说出事物的名称。在不断对宝宝进行这样的训练之后，宝宝的语言能力就会有所加强。

乳牙的护理

〖妈咪问询〗

李女士到诊所咨询：宝宝已经16个月，还没有给他刷过牙，因为他现在每天晚上还要喝两次牛奶。不知该不该给宝宝刷？该怎样给他刷？

〖询情解答〗

乳牙是宝宝嚼碎食物的器官，保护乳牙尤为重要。

宝宝6～7个月开始出牙，在不到半年的时间里要出8～10颗牙，而在1～2岁这1年的时间里仅萌出8颗牙，极少数的宝宝萌出10颗牙，即2岁时出满乳牙。而且牙齿的萌出并不是出完这一批牙齿（2～4颗），紧接着再萌出一批新牙，而是要有一段间歇期。1岁以后间歇期较婴儿期长，一般需要4～5个月。如果宝宝到18个月还只有8颗牙则是异常的，需要看医生。

〖护理方法〗

为了使乳牙更坚固，要给宝宝吃足够的含钙和磷的食品。为了锻炼宝宝牙齿的咀嚼能力，可增加粗纤维食品，如蔬菜、水果；还可改变食物的硬度，如将苹果切成小丁让宝宝咀嚼。

宝宝吃完食物后，特别是吃糖以后要喝白开水，或用棉签蘸淡盐开水给宝宝洗洗牙。

208

破坏行为的更正

〖妈咪问询〗

王女士的宝宝叠起4块积木，爸爸妈咪看了称赞他，他也自鸣得意地拍手叫好，但突然之间他把叠高的积木推倒，还高兴地大笑。有时妈咪为他折一只纸鸟，他拿着玩弄得很起劲，可转眼间他就将纸鸟揉成纸团，扔来扔去地玩。这把成人气个半死，而他却玩得很开心。王女士不解，自己的宝宝为什么会"有意破坏"呢？

〖询情解答〗

宝宝的心理特点是好动、好奇，喜欢探索。他的兴趣是在于游戏本身，对积木搭成怎样、纸鸟折了怎么去玩都不关心，他感兴趣的是搭高的积木推倒时会发出巨响，纸鸟通过他的小手变成纸团能抛上天，又落下地。这些都让宝宝感到新奇有趣。宝宝常常以这种"有意破坏"来进行探索，并显示自己的力量，这是1～3岁宝宝心理发展过程中很自然的现象。有的宝宝是为了引起妈咪的注意而破坏，对这种行为，妈咪要反思自己对宝宝的教育态度和关心程度，要抽出一定的时间与宝宝一起玩儿，满足宝宝对亲情的需要。这些"无意破坏"的行为是由于生理发展原因造成的，应该正确理解他们，不应责怪，更不应惩罚他们。

〖护理方法〗

爸爸妈咪要积极主动地帮助宝宝提高自我克制的能力，即使有某些不愉快，也应适当地忍耐承受。一方面理解宝宝的探索欲望，满足他的心理需求，原谅他"有意破坏"的行为；另一方面应该教育宝宝正确对待，并教给宝宝正确的玩法，如积木不仅可以向上叠成高楼给纸鸟在上面住，还可以横着将积木一块块连成长形火车给玩具娃娃坐。教给宝宝各种玩法，提高宝宝的兴趣，到了3岁左右宝宝"有意破坏"的行为会逐渐减少。

不安心吃饭的调理

〖妈咪问询〗

钱女士的宝宝现在13个月了，但他这段时间总是不安心好好吃饭，总是要让他玩，分散他的注意力，他才能吃上几口，喂饭极其困难。请问有什么好办法解决宝宝的喂饭难问题吗？

〖询情解答〗

宝宝已感觉吃饱了，不想再吃，所以要去玩。此时母亲可以不用继续喂他，更不应追着喂，以免养成不良习惯。宝宝可能是对某种饭菜感觉不适，母亲又强迫他吃，宝宝就会勉强吃一点儿后跑去玩。此时母亲可把宝宝抱回原处，换别的食物喂他吃，切勿边玩边喂，一定要坐在餐椅上吃饱。也许是附近有新鲜事物影响了宝宝，注意力被分散，所以他边吃边去寻找感兴趣的东西。此外还应该注意进餐的氛围，不要训斥、催促或者以逗乐的方式让宝宝吃饭。

〖护理方法〗

遇到宝宝忙着玩耍不专心吃饭，爸爸妈咪应把宝宝的饭碗端走，不必硬让他吃或跟他发脾气。如果宝宝在两顿饭之间有些饿，不要给他太多的点心或零食，可以少给一点，或干脆不给，而把下顿饭稍稍提前一些，这样宝宝在吃饭时就会因饥饿而有食欲了，坚持下去，就会养成专心吃饭的习惯。

自然排泄的训练与护理

〖妈咪问询〗

华女士的宝宝13个月了，一直在用尿不湿，现在天热了，华女士赶紧训练宝宝排大小便。可是几天下来大人小孩都累得要命，还没啥效果。宝宝一把尿就哭或者坐了半天痰盂不解，一站起来就解。华女士不知怎么办才能解决这个恼人的问题。

〖询情解答〗

宝宝1岁半以后已能理解不少成人的语言，可以训练宝宝形成排便规律及坐便盆排便。

〖护理方法〗

在温暖季节，撒尿间隔时间较长的婴儿满周岁后可果断地取下尿布。根据宝宝以往排便（大便）的特点，选一个较合适的时间，然后每天固定这个时段让宝宝排便。每次宝宝睡觉醒来后要立即让宝宝小便。

在白天宝宝非睡眠状态的时间里，根据喝水量的情况，每2～3小时主动问宝宝需不需要小便，以强化其排便意识。

同时，可估摸着时间让他坐便盆。这时，如果他拼命抵抗，一坐到便盆上就挺胸后仰，大哭大叫，可再垫上尿布，推迟排便训练的时间，等到渐渐能听话以后才让他坐便盆。如果便盆太凉，宝宝会很不愿意坐，因此寒冷季节不宜训练宝宝坐便盆。

〖温馨提示〗

随着宝宝逐渐习惯使用便盆，妈咪应把便盆放在一个固定的、方便宝宝排便的地方，以后宝宝要排便时会自己去。

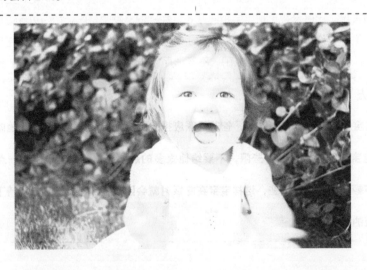

玩具的危险与排除

〖妈咪问询〗

玩具是宝宝不可缺少的"游戏伙伴"，它不仅能给宝宝带来愉悦，还能作为发展宝宝各种能力的辅助工具。但李女士被花花绿绿的新鲜玩具所吸引，忽视了玩具的安全性和质量问题而发生了宝宝喉咙被卡事故。什么样的玩具才能让宝宝既玩得开心又玩得放心呢？

〖询情解答〗

玩具的安全性对于1岁以内的小宝宝来讲是非常重要的，因为不安全的玩具不是宝宝的天使，而是造成伤害的恶魔，甚至影响宝宝的一生。新妈咪在给宝宝购买玩具或陪宝宝玩玩具时，一定要想到这个玩具对于宝宝是否安全。

〖护理方法〗

妈咪在购买玩具时要检查玩具包装上有没有标明生产厂商名称、厂址、商标、使用年龄段、安全获救语、维护保养方法等内容。

以下这些玩具要特别注意其危险性。

小块儿的磁铁被宝宝吞入腹中，有可能导致窒息。带有线、绳、花边、网、链等部件的玩具可能会缠绕住宝宝的手脚。玩偶或毛绒玩具上掉落的毛发如果被宝宝吸入肺里，有可能导致窒息或呼吸不畅。玩具上掉落的纽扣，小汽车上的轮子等，这些小零件如果被宝宝误放入口中都有可能造成窒息。玩具上的细菌或虫卵经过幼儿手、口和玩具的碰触而进入体内传染疾病，其中皮毛玩具、木制玩具和塑料玩具的含菌量比较高。儿童化妆盒是很受小女孩欢迎的玩具之一，但化妆盒中的眼影、指甲油、润唇膏有可能引起过敏，或者含有潜在的有毒化学物。颜料、油漆含有铅元素，宝宝玩具多色彩鲜艳，铅含量也就相应较高。带音乐的玩具有益于智力的开发，但如音量很大，播放时间长，会伤及宝宝的耳朵，从而出现激动、缺乏耐受性、睡眠不足、注意力不集中等症状。

〖温馨提示〗

运用声、光、电、集成电路的高科技玩具，是用成人的技术代替了宝宝的创造，阻碍了宝宝思维创造能力的开发，导致宝宝只是一味地接受，而不能主动地去参与、动脑，不利于宝宝智力的开发。

恐惧心理的消除

〖 妈咪问询 〗

　　李女士到诊所问询：我的宝宝1岁了，最近发现他特别胆小，而且容易受惊。比如隔壁邻居家的装修工来借东西，宝宝看见人家先"哇"的一声大哭起来了。有时夜里打雷，宝宝的第一反应就是迅速滚到我身边，然后两手搂住我的脖子，两腿夹住我的腰，像一只小壁虎一样地缠住我不放，满眼都是害怕的神色。宝宝为何如此胆小？怎样才能让他消除恐惧心理？

〖 询情解答 〗

　　宝宝1岁后，看见陌生人，有的会害怕，有的会躲到爸爸妈咪身后，有的甚至会啼哭，这是一种恐惧心理的表现。还有一种情况就是宝宝有过失败的经历，受过什么惊吓而产生恐惧。如睡觉醒来后发现身边没人，他便大声哭叫引人注意；如果还是无人答应，时间稍长，他便十分害怕，就再也不愿意单独入睡；如果被狗吓过，他就会害怕狗，不愿意接近狗。诸如此类。这时需要母亲予以安慰和帮助，消除宝宝的恐惧心理。

〖 护理方法 〗

　　宝宝恐惧心理来自他们对外界的一种不安全感，因此要让宝宝感觉到安全，就要多给他们一些关爱，让他们明白有爸爸妈咪在什么都不用害怕。建立和谐、安全的家庭心理气氛对克服宝宝恐惧心理非常重要。

　　母亲要及时给宝宝鼓励，告诉他不要害怕，经常给宝宝讲些常识是帮助他克服恐惧感的最有效的方法。宝宝惧怕某事物，常常是因为无知，除了用语言给宝宝讲道理外，我们还可以引导宝宝去实际观察。一旦明白真相，宝宝的恐惧心理便会自然消除。

给幼儿"洗"空气浴

〖 妈咪问询 〗

　　欧阳女士到诊所咨询：现在刚进入冬季，天气日渐寒冷。弟弟的儿子刚好满月，现在想抱宝宝到室外透透气，但弟弟担心宝宝被冻着，不让抱到室外。请问弟弟的做法是否妥当？

〖询情解答〗

宝宝出生三周后就应接触外界的新鲜空气，尤其在夏季，必须保证室内空气流通；冬季气温较低，但每日也要定时通风。

〖护理方法〗

宝宝满月后，可以抱他到户外接触新鲜空气，"洗"一场空气浴，一般开始时每次为5~15分钟，渐渐地可延长至每次15分钟到1小时，每日1~2次。户外新鲜空气比室内密闭环境下的空气含氧量高，有利于宝宝呼吸系统和循环系统的发育。做户外空气浴的同时还可以接受紫外线的照射，让宝宝自身产生更多的具有活性的维生素D。这将有利于钙的吸收，避免患上佝偻病。

宝宝在户外看到的人和物远远多于在家中，这些丰富的视听刺激以及与人的交流和沟通，有利于宝宝智力的发育。户外空气浴可以使宝宝的皮肤、呼吸道黏膜接受外界空气的冷热刺激，这些刺激传递到大脑，能提高神经中枢对体温的调节能力，并增强宝宝适应大自然和抵御疾病的能力。

〖温馨提示〗

宝宝冬季"洗"空气浴要注意避免到风口处。可打开窗或在阳台上进行，但不要隔着玻璃。在时间选择上以9~11时、11~17时为最佳。

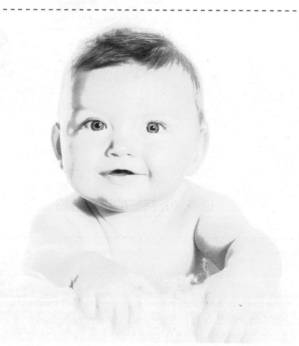

第二节 幼儿期宝宝的营养与饮食

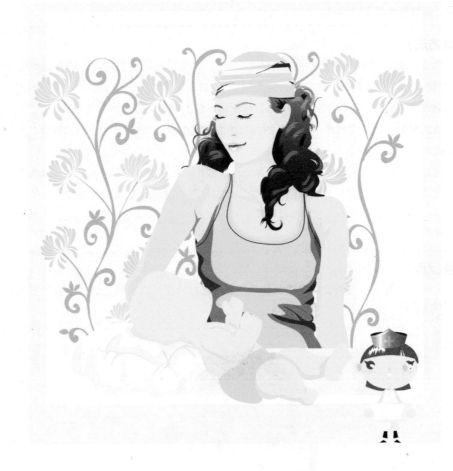

培养幼儿良好的饮食习惯

〖 妈咪问询 〗

　　有妈咪问，自己的宝宝已经满周岁了，他一天都不正经吃顿饭，而且从来不知道饿，虽然经常给他吃些维生素C类营养品，但还是没有什么改善，医院也去过，开的药也没什么效果。这是什么原因造成的？幼儿期的饮食与营养搭配怎样才是最科学的？

〖询情解答〗

　　1岁的宝宝可以开始跟爸爸妈咪以及其他家庭成员一起吃饭了，这个时期的宝宝消化（消化食品）吸收能力显著加强，能够比较安静地坐下进食，用手拿小勺的本事也有长进，俨然是家庭成员中的一分子了。

　　幼儿期是身体发育较迅速的时期。随着宝宝的成长，身体需要的各种营养物质逐渐增多，要给宝宝及时添加辅助食品，它不仅可以补充机体所需的营养，还可以锻炼幼儿的咀嚼能力和消化能力。这个时期对于爸爸和妈咪来说是至关重要的，因为宝宝在饮食上已经渐渐地参与到家庭生活里来了。妈咪的饮食制作、饮食习惯与能否让宝宝养成良好饮食习惯息息相关，因此爸爸妈咪要认真对待。

幼儿期营养与饮食原则

　　在宝宝1岁半至2岁期间，没有断母乳的宝宝应尽快断奶，否则将不利于宝宝建立起适应其生长需求的饮食习惯，更不利于宝宝身心的发展。

　　幼儿期饮食的主要特点是从婴儿期的以乳类为主、食物为辅，转变为以食物为主、乳类为辅。幼儿的饮食中不但要有足够的热能和各种营养素，而且各种营养素之间还应保持平衡关系。蛋白质、脂肪与碳水化合物供给量的比例要均衡。如断乳后只给幼儿白粥或白饭泡菜汤，蛋白质、脂肪供应不足，生长发育增长迟缓，抗病力也低；如只注意多供给幼儿蛋、乳、肉类等高蛋白食物，则碳水化合物供应不足，往往不能保证能量需要。

　　幼儿期饮食总的原则是：荤素平衡，干稀交替，米面和粗粮搭配。

　　一般情况下，每日进主餐三次，主餐间宜进点心两次，晚餐后除水果外不再进食，睡前尤忌甜食，以保证最佳睡眠状态，并可预防龋齿的发生。

　　幼儿主食应常用米粥、麦糊、软饭、挂面、面包、馒头、包子、水饺、馄饨以及牛奶、豆浆等，所用原料如大米、小米、玉米粉、麦片、面粉、薯类等轮流交替为宜。副食应以菜、肉搭配为佳，所用原料如豆制品、鸡鸭血、蛋类、畜禽、鱼肉和虾皮、紫菜、海带等海产品，亦进行轮流搭配使用。点心则以藕粉、枣泥、赤豆粥、蛋糕、饼干、绿豆汤或牛奶、豆浆为首选食品。饭后30分钟左右可进食一种新鲜水果。

　　有些宝宝很少吃蔬菜、水果，这会引起钙、铁等矿物质和维生素缺乏。总之，宝宝饮食构成应做到数量足、质量高、品种多、营养全和品质高。

了解幼儿营养素

在喂宝宝吃饭时，最重要的是要给宝宝提供均衡的营养。食物中五种最基本的营养元素是蛋白质、碳水化合物、脂肪、维生素和矿物质。碘、铁、锌等元素中的每一种含量都不到体重的万分之一，称为微量元素。

蛋白质

蛋白质是生命的基础，负责身体组织的生长、修补及更新。动物性食物中蛋白质的含量较高，氨基酸种类齐全，比例与人体的需要相接近，属于优质蛋白质。植物性食物中除大豆和坚果含蛋白质较高外，其他种类都不高，但可将动物性食物和植物性食物混吃，利用蛋白质的互补作用，为人体提供合理的蛋白质。

脂肪

对于1～3岁的幼儿，由脂肪提供的能量每日在30%～35%为宜，并且幼儿的膳食中含有适量的脂肪也有助于增加食欲。脂肪在一天总能量中的比例也不宜过高，摄入过多的脂肪会发生能量过剩，致使过多的脂肪堆积在体内，体重增加，对幼儿的健康不利。

维生素

维生素可以辅助免疫系统，有利于身体吸收宝宝吃下的食物，并进行有效的消耗。大多数维生素无法在体内合成，需要由食物供给。新鲜水果和蔬菜就含有大量的维生素。维生素A与机体的生长、骨骼发育、生殖、视觉及抗感染有关。1～3岁幼儿每日维生素A的推荐摄入量为500微克视黄醇当量。维生素A主要存在于动物内脏、鱼肝油、奶类和蛋黄中，而以鱼肝油的含量最高。我国1～3岁幼儿维生素推荐的每日膳食摄入量为60毫克。维生素C是人体需要量最多的一种维生素，它主要存在于新鲜的蔬菜和水果中，柑、橘、柚子、山楂等水果中含量较高。幼儿也是特别容易发生维生素D缺乏的易感人群，维生素D缺乏可引起佝偻病。我国1～3岁幼儿维生素D的每日推荐摄入量为10微克。维生素D主要存在于鱼肝油和动物内脏中，幼儿也可适量补充含维生素D的鱼肝油。此外，晒太阳也是获得维生素D的重要途径。维生素B_1可以增加食欲，促进胃肠蠕动，对神经细胞膜的传递功能也具有重要作用。1～3岁幼儿每日维生素B_1的推荐摄入量为0.6毫克。当人体内缺乏维生素B_2时，就会出现口角炎，严重时还会出现唇炎、舌炎、角膜炎、阴囊炎。1～3岁幼儿每日维生素B_2的推荐摄入量为0.6毫克。

碳水化合物（糖）

碳水化合物是为维持身体机能和动力活动提供能量，是人体中需要量最大的营养素。活动量大的宝宝因身体消耗的能量多，对碳水化合物的需要量也相对要多。对于2岁以下的幼儿，较多的碳水化合物来自于淀粉和糖是不合适的。从2岁开始，要逐渐增加来自淀粉类食物的能量，同时相应地减少来自脂肪的能量。碳水化合物的最佳来源为米粉、母乳、配方奶、豆类、面条、土豆、乳制品。

铁

铁是人体中含量最多的一种必需微量元素，铁摄入不足会导致贫血。幼儿对铁的需要量较高，用于组织生长和体内铁的贮存，应多摄入些富含血红素铁的动物血、肝脏（肝粉）、瘦肉和鱼类，并且要注意补充维生素C。1～3岁幼儿推荐的每日膳食铁适宜摄入量为12毫克。

锌

锌是人体必需的微量元素之一，幼儿缺锌时会出现生长发育缓慢、味觉减退、食欲不振、贫血、创伤愈合不良、免疫功能低下等现象。海产品（深海藻类蔬菜粉）含锌最为丰富，动物肝脏（肝粉）含锌也不少，为了防止缺锌，要让宝宝多吃些动物性食物（牛肉胡萝卜粉）。1～3岁幼儿每日锌的推荐摄入量为9毫克。

钙与磷

钙是人体中含量最多的矿物质，其中99%存在于骨骼和牙齿中，如果缺钙易发生佝偻病。钙和磷结合形成磷酸钙，是构成骨骼和牙齿的主要成分，其中钙与磷的比值约为2:1。1～3岁幼儿的每日钙推荐摄入量为600毫克，磷适宜摄入量为450毫克。奶和奶制品是补钙的最佳食品，它不仅含钙量高且吸收率高。除此之外，虾皮（鲜虾粉）、蛋黄、海带、紫菜、大豆也是补钙的良好食品。

碘

碘对婴幼儿的生长发育影响很大，幼儿期缺碘会影响生长发育。1～3岁幼儿碘的推荐摄入量为每天50微克。

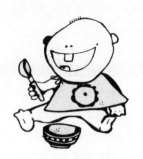

幼儿膳食的特点

幼儿膳食的基本要求：营养齐全、搭配合理；合理加工与烹调；合理安排进餐；营造幽静、舒适的进餐环境；注意饮食卫生。

幼儿期对营养的需要无论在质还是在量方面比任何时期都重要，爸爸妈咪必须合理安排宝宝的饮食。这个时期由于消化功能还不健全，尤其是刚断奶的宝宝，乳牙还没有完全出齐，咀嚼能力差，所以食品应多样化。

1岁后的幼儿，牙齿逐渐出齐，咀嚼和消化能力增强，可进食烂饭、瓜菜等多种食物，此时要注意供给足够的能量和蛋白质。奶和奶制品含蛋白质和钙较多，有条件的最好每天能供给相当于500～600毫升鲜奶的奶制品，可以提供优质蛋白质和有助于骨骼的正常生长发育。在1岁半至2岁的宝宝中营养性贫血较多见。营养性贫血既与生长发育过快有关系，也与喂养不当有关系。在母乳或牛乳的含铁量都不高的情况下，如果没有适当地添加含铁丰富且易吸收的食物，如肉、肝脏、鱼、血豆腐、大豆、小米等，宝宝就很可能发生缺铁性贫血。因此，在给宝宝添加食物时，应注意添加蔬菜、水果类食物，如柑橘、红枣、西红柿等，可提高肠道对铁的吸收率。此外，慢性失血、补锌过度也可能造成顽固的贫血。

2岁以后，可逐渐增加食物品种，使宝宝适应更多的食物，饮食中不仅应经常有鱼、肉、蛋和豆制品，而且还要有新鲜蔬菜和水果，要注意营养齐全，保证数量充足。但制作时仍须切碎煮烂，宝宝不宜吃大块、油炸和刺激性的食物。要注意食物的色、味、形状，以引起宝宝的好奇心，提高宝宝的食欲。同时还应适当控制零食的量，因为吃过量的零食会降低宝宝对正餐的食欲。由于过食而太胖时，应注意适当控制饮食，但是每天还是要保持喝250～500毫升的牛奶或羊奶。淀粉和糖类食物不宜吃得太多，以免造成肥胖。蛋白质食物也不要吃得太多，否则会发生便秘或消化不良。还应注意定时定量，以利于消化，防止发生营养不良或营养过剩。

幼儿的生理特点之一是易感口渴，因而应多补充水分。幼儿的最佳饮料是温开水。清凉饮料、冰淇淋、可口可乐、咖啡、茶水、果奶或酸牛奶以少饮或不饮为宜，糖果和甜食以餐前少吃为佳，以免影响食欲和正常进餐。

幼儿期的喂养方法

幼儿宝宝的饮食要定时、定量，每餐的间隙以4小时为宜。只要作息时间有规律，早睡早起，幼儿在清晨胃内基本排空，食欲正常，就应当用早饭，而不是"早点"。午餐比早餐和晚餐更要丰富一些。晚餐则宜少用高糖和肥腻的动物性食品，以免热量蓄积导致肥胖，或蛋白质过量刺激神经系统使睡眠失常；应多用些植物性食品，特别是多吃些蔬菜、水果及每晚喝1杯牛奶，有助于睡眠。

1岁至1岁半的幼儿，每日可进餐4次（三餐一点）。1岁半至3岁的幼儿，每日可用餐5次（三餐两点）。妈咪要记住，宝宝饮食正常状态下不要额外再加餐或给点心，更不要随意给宝宝吃糖果和零食。

要培养幼儿吃多样化食物的习惯，避免挑食及只吃几种食物。给宝宝制备的食品基本上分为奶及奶制品、蔬菜和水果、谷类、蛋和肉类。给宝宝喂食的食物性状也应从液体、糊、泥状向固体过渡，一般可从喂菜汤、果汁、肉汤开始，逐渐过渡到给宝宝喂食米糊、菜泥、果泥或肉泥，继而给宝宝喂食小块的蔬菜、水果或肉块。开始给宝宝制作辅食时，烹调手段应以蒸、煮、炖、煨、炒为主，应选择加工后颗粒细小、口感细腻嫩滑的食物，如苹果泥、蒸蛋等，这有利于宝宝的吞咽和消化吸收；待宝宝稍微长大后，可给宝宝喂食颗粒较粗大的食物，这有助于锻炼宝宝的牙齿，促进咀嚼功能的发展。这些方式都可让宝宝逐渐适应各种饮食，避免强迫宝宝进食不喜欢的食物。每当给宝宝喂食一种新的食物，要给宝宝说明为什么吃这种食物并且改变花样和烹调方法，以引起幼儿食用这种食物的兴趣。如小儿不爱吃青菜，可做成包子、饺子、菜饼等。在保证食物新鲜、色香味形以促进食欲的同时，应切碎、煮烂，以利于幼儿咀嚼、吞咽、消化。应去除烹调原料中的刺、骨、核等，如系硬果类食物，应先研碎后调糊取食，只有这样才能使幼儿免遭梗塞、刺和呛咳的伤害。不要在吃饭前或吃饭时责备宝宝。幼儿一两餐吃不饱不要紧，这餐没吃，下餐自然会好好吃。每天在户外活动至少2小时，会使宝宝吃得更好，睡得更香。

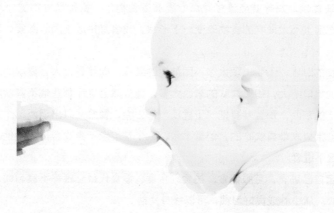

幼儿膳食的禁忌

爸爸妈咪最好不要让宝宝常吃油条、油饼等含铝量高的食物。铅会杀死脑细胞，损伤大脑。爆米花、松花蛋、啤酒等含铅较多，爸爸妈咪应少给宝宝吃。腊肉、熏鱼等食物曾在油温200℃以上煎炸或长时间曝晒，含有较多的过氧化脂质，应少给宝宝吃。不要给宝宝吃不新鲜的食物，少吃煎、炒和刺激性食品。幼儿的饭菜宜温热，不能太烫或太冷。饭前饭后不要让宝宝作剧烈活动，对宝宝的不规矩进餐不能放任（如边吃边玩），不宜用食物作奖励刺激吃饭。此外，还应重视饮食卫生。

宝宝的食物中不宜加入过多的白糖，容易引起龋齿，可用婴幼儿葡萄糖替代。也不宜加入过多食盐，以免增加肾脏的负担。对于辣椒、酒、花椒等刺激性调味品应严格杜绝。半成品和熟食应在取食前充分蒸透烧熟。同时，应格外强调幼儿及其抚养者在饭前便后洗手，将幼儿所用餐具定期清洗消毒。

目前市场上的保健、强化食品种类较多，妈咪在给宝宝选择时应询问专家的意见。如果不正确使用保健食品，可能会引起宝宝发育提前、性早熟等，严重影响宝宝的身心健康。

改变宝宝偏食的习惯

宝宝快到2岁时就会对食物有所偏好，比如喜欢吃肉和甜食，不喜欢吃肝泥和吃菜。偏食会影响到各类营养元素的补充，很容易造成营养不良。

改变宝宝偏食的习惯需要从几个方面着手。首先应在宝宝开始添加辅食起就逐渐给他吃更多种类、更多口味的食物，不要过早在辅食里添加调味料，影响宝宝对更多食物的味觉。从宝宝开始吃辅食起，妈咪就应该多花点心思准备食物了，特别是食物的外观对宝宝的吸引力最大，可以把宝宝不太爱吃的食物改变一下形状，或者是拼成不同的图案，以勾起宝宝的食欲。

在每次进食的时候，不要出现太多不同种类的菜肴，即使是大人，喜欢的东西也会不自觉地多吃。宝宝的胃口不大，如果喜欢的东西太多，他自然会排斥那些他不喜欢吃的。要让宝宝吃下他原本不吃的东西，那么就要把"干扰项"都去除，餐桌上只出现两三个选项，最好的搭配是准备一个宝宝原来就喜欢吃的，但量不多，一个是宝宝不喜欢但你想给他吃的，让宝宝在没有选择的情况下进食。

要引导宝宝自己进食，克服偏食、挑食、贪食、零食代替正餐等不良习惯。宝宝咀嚼要充分，进食要专心。从小养成良好习惯，可以终身受益。

12～18个月的宝宝一周食谱参照

星期一食谱

8:00 早餐

牛奶200毫升，麻酱涂馒头片1～2片。

11:30 午餐

米饭50克，清蒸鱼50克，豆腐30克，青菜30克。

14:30 午点

牛奶200毫升，饼干1～2片，梨1块。

18:00 晚餐

馒头1个50克，蒸蛋1个，肉片炒洋白菜（肉20克、洋白菜30克）。

睡前

牛奶200毫升

星期二食谱

8:00 早餐

牛奶200毫升，素饺子2个。

11:30 午餐

米饭1碗50克，鱼香肉丝一份，冬瓜虾皮汤（冬瓜20克、虾皮10克）。

14:30 午点

牛奶200毫升，全麦饼干2块。

18:00 晚餐

蛋炒饭1碗（米饭50克、鸡蛋1个），炒绿豆芽，小白菜虾米汤。

睡前

牛奶200毫升

星期三食谱

8:00 早餐

牛奶200毫升，馒头片1～2片，煎蛋角（鸡蛋1个、肉末30克）。

11:30 午餐

米饭1碗50克，肉末蘑菇炒油菜（蔬菜50克、肉末20克），西红柿鸡蛋汤。

14:30 午点

牛奶200毫升，全麦饼干2块。

18:00 晚餐

花卷1个50克，红烧鲤鱼50克，素炒芹菜50克。

睡前

牛奶200毫升

星期四食谱

8:00 早餐

牛奶250毫升，鸡蛋1个，点心30克。

11:30午餐

米饭1碗40克，清蒸鱼60克，熘豆腐虾仁（虾仁10克、豆腐20克、香菜5克）。

14:30 午点

水果50克，蛋糕15克。

18:00 晚餐

卤面（挂面35克、胡萝卜15克、猪肝30克、木耳10克、小白菜20克、土豆碎块10克）

睡前

牛奶200毫升

星期五食谱

8:00 早餐

牛奶200毫升，蒸蛋羹1份（蛋1个）。

11:30 午餐

猪肝炒面（面50克、肝30克、葱适量），凉拌菜拼盘（莴笋、胡萝卜各20克，豆腐干10克），排骨汤加小白菜。

14:30 午点

牛奶200毫升，夹心饼干1~2片。

18:00 晚餐

米饭50克，青菜丸子（肉末30克、青菜30克）。

睡前

牛奶200毫升

星期六食谱

8:00 早餐

豆奶200毫升，枣发糕1块50克。

11:30 午餐

肉包子2个，冬瓜鸡肉末虾皮汤50克，拌腐竹黄瓜丝20克。

14:30 午点

水果45克，点心20克。

18:00 晚餐

肉末粥（大米25克、瘦猪肉5克、小米10克、胡萝卜5克），猪肝炒黄瓜（猪肝25克、黄瓜25克），胡萝卜蛋汤（胡萝卜10克、鸡蛋少许）。

睡前

牛奶200毫升

星期日食谱

8:00 早餐

豆浆200毫升，馒头片2片，鸡蛋羹（鸡蛋1个、虾皮5克）。

11:30 午餐

大米小豆饭（大米35克、小豆10克），红烧土豆牛肉（牛肉60克、土豆20克）。

14:30 午点

水果60克，绿豆糕15克。

18:00 晚餐

香菇冬瓜珍珠汤（鸡肉30克、面粉40克、香菇20克、冬瓜20克）。

睡前

牛奶200毫升

19～36个月的宝宝一周食谱参照

1岁半到3岁的宝宝在营养素的需求量上会逐渐增加，家长可根据孩子不同的年龄段适量增减。

星期一食谱

8:00 早餐

牛奶200毫升，蒸蛋羹1份（蛋1个）。

10:00 早点

橘子1个，鱼肝油3滴。

11:30 午餐

猪肝炒面（面50克、猪肝30克、葱适量）， 凉拌菜拼盘（莴笋、萝卜各20克，豆腐干10克），排骨汤加小白菜（20克）。

15:00 午点

牛奶200毫升，夹心饼干1～2片。

18:00 晚餐

米饭50克，青菜汆丸子（肉末30克、青菜30克）。

睡前

牛奶250毫升

星期二食谱

8:00 早餐

牛奶250毫升，煎蛋(鸡蛋1个)，面包涂番茄酱(面包35克、番茄酱10克)。

10:00 早点

香蕉1根，饼干1块。

11:30 午餐

小烧饼(面糊5克)，馄饨1碗(馄饨皮40克、肉末50克、香菜10克、黄瓜20克)。

15:00 午点

水果40克，饼干30克。

18:00 晚餐

小米枣粥(小米45克、枣泥10克)，海带炒肉(海带20克、瘦猪肉45克)。

睡前

牛奶250毫升

星期三食谱

8:00 早餐

牛奶200毫升，煎荷包蛋夹面包片（蛋1个，面包片1片）。

10:00 早点

苹果1个，饼干1块。

11:30 午餐

烧饼1个（面50克） ，馄饨1碗（肉末30克、虾皮10克、青菜10克、香菜10克、大白菜30克）。

15:00 午点

牛奶200毫升，桃酥1块。

18:00 晚餐

米饭1碗50克，海带烧肉(肉30克、海带30克)，黄瓜木耳豆腐汤1碗 。

睡前

牛奶250毫升

星期四食谱

8:00 早餐

牛奶200毫升，芝麻烧饼1个。

10:00 早点

香蕉1根，饼干1块。

11:30 午餐

馅饼(面粉50克、肉末50克、葱20克、白菜20克)， 小米粥50克。

15:00 午点

牛奶200毫升，膨化玉米花（玉米50克）。

18:00 晚餐

米饭1碗80克，猪肝炒黄瓜（猪肝30克、黄瓜30克、木耳10克），胡萝卜蛋汤（胡萝卜20克、蛋1个）。

睡前

牛奶250毫升

星期五食谱

8:00 早餐

牛奶200毫升，馒头20克，煮鸡蛋1个。

10:00 早点

苹果1个，鱼肝油3滴。

11:30 午餐

饺子（面50克、肉末30克、虾皮10克、韭菜30克）

15:00 午点

牛奶200毫升，小蛋糕1个。

18:00 晚餐

米饭1碗80克，炖鸡块50克，青菜炒豆干（青菜30克、豆干20克）。

睡前

牛奶250毫升

星期六食谱

8:00 早餐

牛奶250毫升，芝麻烧饼（面粉35克、芝麻5克），鸡蛋1个。

10:00 早点

绿豆汤100毫升，饼干1块。

11:30 午餐

混合面花卷（白面40克、荞面5克），肉末蘑菇炖土豆（瘦猪肉50克、蘑菇50克、土豆5克），拌腐竹黄瓜丝（腐竹10克、黄瓜丝5克、香菜末5克）。

15:00 午点

水果40克，饼干15克。

18:00 晚餐

小米黑米香米粥（小米20克、黑米5克、香米20克），红烧鲤鱼50克。

睡前

牛奶250毫升

星期日食谱

8:00 早餐

牛奶200毫升，面包1片。

10:00 早点

绿豆汤100毫升，饼干1块， 鱼肝油3滴，钙1克。

11:30 午餐

米饭50克，糖醋排骨100克，素炒菜花30克，小白菜汤20克。

15:00 午点

牛奶200毫升，蒸鸡蛋1个，苹果1块。

18:00 晚餐

馒头1个80克，炖牛肉50克，黄瓜木耳豆腐汤1碗，炒扁豆30克。

睡前

牛奶250毫升

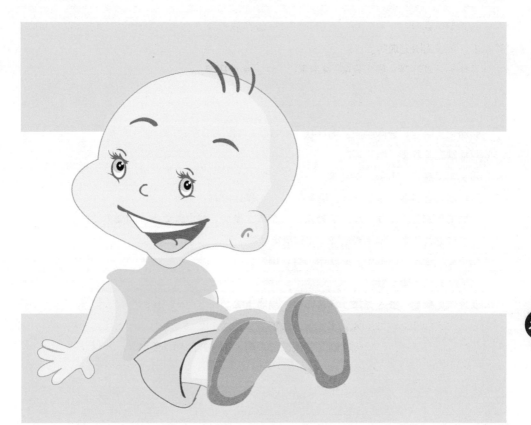

幼儿常见的营养缺乏症

对于幼儿来说，在依靠食物营养促进生长发育，维持正常生理活动过程中，凡由某种营养素摄入不足而引起的相应病症都称为营养缺乏症。常见营养缺乏症的检查主要是依靠眼睛观察，并结合手触、听诊等方法，检查头发、皮肤、眼睛、嘴、舌、齿龈、颈部、指甲、心肺肝脾以及神经系统等方面，以判断可能是哪种营养素引起的缺乏症。

幼儿常见病症与可能缺乏营养素的情况如下。

全身病症表现：个头矮小、消瘦、食欲不振、易感疲劳等。

可能缺乏营养素：蛋白质、钙、磷、铁、锌，维生素A、B、C等。

脸部常见病症：面色苍白，鼻、唇缺乏油脂等。

可能缺乏营养素：维生素B$_2$、蛋白质等。

眼睛常见病症：毕脱氏斑、眼结膜干燥、眼角膜干燥、角膜软化、畏光、睑缘炎、角膜血管新生、角膜周围充血等。

可能缺乏营养素：维生素A、维生素B₂、铁、蛋白质等。

口唇常见病症：口角炎、口角糜烂、唇炎等。

可能缺乏营养素：维生素B₂。

齿龈常见病症：牙龈肿胀、海绵状出血等。

可能缺乏营养素：维生素C。

舌头常见病症：舌裂、猩红等。

可能缺乏营养素：维生素B₂、尼克酸（维生素B₃）等。

皮肤常见病症：皮肤干燥、毛囊角化、淤点、淤瘢、糙皮性皮炎、阴囊皮炎等。

可能缺乏营养素：维生素A、B₂、C和尼克酸等。

指甲常见病症：凹形甲、匙状甲、舟状甲等。

可能缺乏营养素：铁。

头发常见病症：缺乏光泽、稀疏而少、易脱落等。

可能缺乏营养素：维生素A、E，蛋白质等。

骨骼常见病症：颅骨软化、幼儿方头囟门未闭、下肢弯曲和骨骺增大串珠等。

可能缺乏营养素：维生素D、钙等。

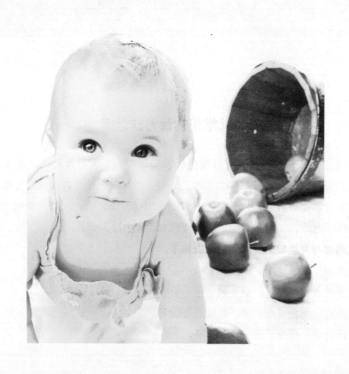

第三节　幼儿常见疾病的防治与护理

1.食欲改变。　2.睡眠问题。
3.呼吸异常。　4.情绪改变。
5.两便异常。

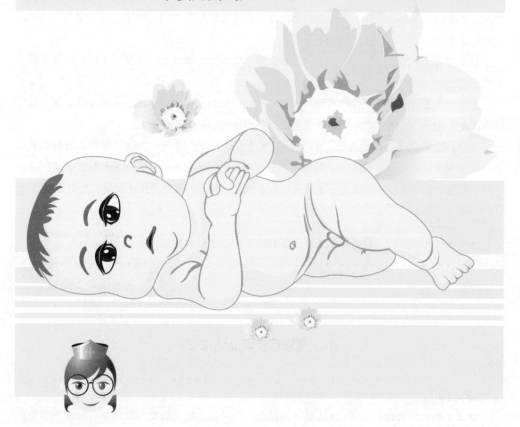

幼儿发病有哪些迹象

〖妈咪问询〗

　　司徒女士到诊所咨询：儿子5个月断母乳后就开始添加辅食，宝宝长得很健康。但最近宝宝晚上睡觉不踏实，容易哭闹，不知是不是得了什么病？

幼儿患病往往起病急、变化大，自己又不能表达清楚，所以主要靠妈咪仔细用心去观察。一般有如下病态表现：在病前多表现晚上睡眠不安，烦躁或不时哭闹，而且哭声尖或无力，呈阵发性，哭闹时常常有面部挺伸等；夜间哭闹不安、烦躁；一种类似夜惊，但症状更为严重的是突然单侧面部及四肢肌肉抽搐；睡眠过度（指睡眠时间过长）。

一个健康的宝宝当满足其生理性需要后，情绪表现是愉快、安静、爱笑、不哭闹、两眼灵活有神等。但当宝宝有病的时候就会一反常态，不仅出现一系列身体不适，而且情绪也会发生改变。健康的宝宝呼吸平静、均匀而有节律性，如果出现呼吸时快、时慢，呼吸深浅不规则，应引起注意。

健康状况正常的宝宝能按时饮食，食量正常。如果宝宝食欲过旺或食欲不振，妈咪都要引起注意。

大便和小便异常。小便异常表现为少尿、尿频、尿急、尿痛、多尿、尿失禁等。宝宝每日平均尿量为400～500毫升，1～3岁的宝宝每日平均可达500～800毫升。

大便：正常婴幼儿每日大便1～4次，如果没有解大便，或者大便次数增加，且有黏液混杂，或带脓血，或有异常气味，如酸臭伴气泡，则是消化不良的表现；如果有特殊恶臭气味，则是严重腹泻的表现；果酱便见于肠套叠；脓血便见于菌痢；鲜血便见于肛裂、息肉等。

〖护理方法〗

如果发现有以上的迹象，可带宝宝去医院检查，以便有病早治，无病早防。

小儿遗尿症的防治与护理

〖妈咪问询〗

韩女士到诊所咨询：儿子已经5岁了，最近一个月来，晚上睡觉经常遗尿，如果不唤醒他起来小便，他便尿湿床单和被子。带儿子去看医生，做了检查，没有器质性病变，医生只是建议要定时唤醒小孩起床小便。除此之外，请问还有哪些护理方法能帮助儿子改正这个不良习惯？

〖询情解答〗

正常情况下10～18个月的婴幼儿即可开始训练自觉地控制排尿，但有些宝宝到2岁或者2

岁半时夜间仍有无意识的排尿，这是一种生理现象。但如在3岁以后，白天不能控制排尿或不能从睡觉中醒来而自觉地排尿，这就是一种病理现象，称原发性遗尿症或夜尿症。有些宝宝在2～3岁时已能控制排尿，至4～5岁以后又出现夜间遗尿，则称继发性遗尿症。此症多见于10岁以下宝宝，偶尔会延长到12～18岁，不过，这种情况相对来说比较少。

　　绝大部分小儿遗尿是功能性的，是由于大脑皮质及皮质下中枢的功能失调所致。引起功能性遗尿的常见原因是精神因素，如突然受惊、过度疲劳、骤然换新环境、失去爸爸妈咪照顾及不正确的教养习惯等。遗尿大多见于易兴奋、胆小、被动、过于敏感或睡眠过熟的宝宝。个别

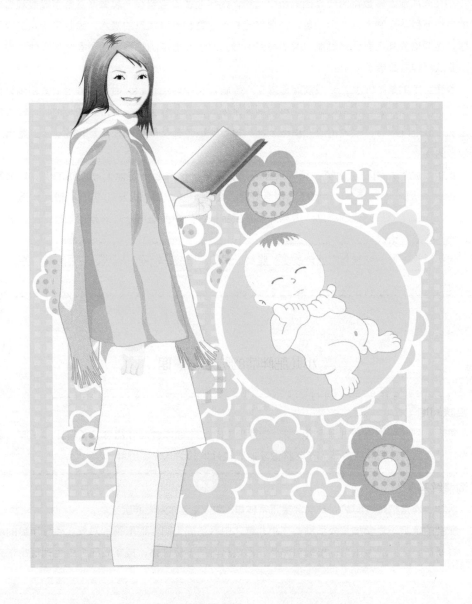

患儿有家庭性倾向。少数患儿是由于器质性病变所致，如蛲虫病、脊柱裂（隐性或伴有脊髓膨出）、脊髓炎、脊髓损伤、癫痫、大脑发育不全以及膀胱容积较小等。

患儿常在夜间熟睡时梦中排尿，尿后不觉醒，轻则一夜1次，重则一夜多次，有时消失后再出现，时好时坏，有的甚至持续至青春期。患儿常感羞愧、恐惧，精神负担加重，产生恶性循环，增加遗尿的顽固性。

〖护理方法〗

小儿遗尿症大多数都为心理因素所引起的，妈咪应多与宝宝在一起做些益智游戏或观看轻松的电视节目，控制患儿的运动量，临睡前控制饮水量和恐怖信息的摄入，睡眠中应定时唤醒排尿，逐渐培养其在有尿意时能觉醒的良好习惯。对小儿遗尿的护理，除了看医生之外，更多的是要从精神方面给予关爱。

改变宝宝的睡眠深度，一般夜间遗尿在入睡后1～2小时出现，此时可唤醒宝宝或用闹钟提醒宝宝，以逐步过渡到不用唤醒也能自己醒来排尿。自幼培养宝宝按时排尿的习惯，对较大的宝宝勿使其过度疲劳，临睡前避免情绪激动。每日晚饭至临睡前控制进水量，晚上要少吃含水分较多的食物。

积极鼓励患儿消除难为情、精神紧张等消极因素，树立起一定能治好遗尿的信心。鼓励患儿主动积极配合治疗，一旦治疗后稍有好转，应进一步鼓励患儿树立信心。对患有遗尿的宝宝，妈咪首先要持正确的态度。遗尿并不是宝宝的过失，而是膀胱控制排尿功能发育迟缓所致，妈咪应避免错误地责怪和惩罚宝宝。

治疗过程中若发现患儿有尿色改变、腹痛、尿痛、腰酸、消瘦等症状，应去医院就诊。

小儿肥胖症的防治与护理

〖妈咪问询〗

符女士到诊所咨询：儿子今年4岁，近期他喜欢上吃油炸食品和甜食，长得比较肥胖，真担心儿子今后会得肥胖症。请问该怎样做才能比较好地预防儿子变肥胖？

〖询情解答〗

医学上通常把超过同龄同身高宝宝正常体重20%的宝宝称为肥胖宝宝。

肥胖的宝宝不爱参加户外活动，在小儿群体中容易成为同伴们取笑的对象。随着年龄的增长，容易在心理上产生压力，出现自卑感，形成孤僻的不良性格，成年后还会给生理健康带来许多隐患，如高血压、糖尿病、动脉粥样硬化、冠心病、肝胆疾患等。

肥胖宝宝由于脂肪组织过多，皮肤皱褶加深，若处理不当容易因局部潮湿引起皮肤糜烂或产生疖肿。

小儿肥胖并不是健康的象征。在婴儿期，尤其是从胎儿第30周至出生后1岁末，是脂肪细胞增殖活跃期，如果此时营养过盛，会导致过多脂肪细胞一直留在体内，因为这些脂肪细胞体积大，基数过大，引起的肥胖症难以治愈。因此，肥胖症应早期做好预防。

〖护理方法〗

管好小孩的嘴很重要，必须限制宝宝的饮食，使其每日摄入的能量低于机体消耗总能量。宜选用热量少、体积大的食物，以满足患儿的食欲，不致引起饥饿，如绿叶菜、萝卜、豆腐等。进餐次数不宜过少，必要时，两餐之间可供低热量的点心。

在限制饮食的同时，增加运动使能量消耗，是减轻肥胖者体重的重要手段之一。但因肥胖宝宝运动时气短、运动笨拙而不愿运动，需要妈咪、患儿合作，共同制定运动计划。

〖温馨提示〗

不能过分相信减肥广告，幼儿禁止用成人减肥产品，以防对身体健康造成副作用。

感冒的防治与护理

〖妈咪问询〗

李女士到诊所咨询：我女儿2岁，最近比较容易感冒。请问平时应该怎样做好预防工作？

〖询情解答〗

感冒是幼儿时期常见的病症之一，影响着宝宝的健康发育。由于感冒无特效药，妈咪做好宝宝感冒的预防工作是十分重要的。

〖护理方法〗

及时补充维生素A。体内缺乏维生素A时，呼吸道黏膜的抵抗力就会下降，容易患上感冒，因此，要在医生指导下适量补充维生素A；同时增加高蛋白饮食，多吃富含维生素A的食物，如胡萝卜、绿色蔬菜及动物肝脏等。

在感冒流行期间应尽量少带宝宝到公共场合；居室内注意保持空气清新流通，以减少宝宝的发病率。

避免接触感冒患者。在家庭中，一个人感冒往往会传染全家，宝宝的抵抗力差，尤其容易被传染。因此宝宝的毛巾、碗筷最好单独使用，与患者分开。

重视户外活动。经常在室外进行活动，可增强抗菌能力，提高免疫力，有效地防止感冒的发生。切忌把宝宝关在室内，不外出活动或晒太阳。

咳嗽的防治与护理

〖妈咪问询〗

宁女士到诊所咨询：我女儿3岁，一周前有点咳嗽，以为不严重就没有带她去看医生，只是将家里留存的止咳露给她喝，到现在还没有好转。她也没有感冒，不知是什么原因引起的？

〖询情解答〗

对于宝宝咳嗽，一定要鉴别是何种原因引起的，再对症处理，绝不可一听咳嗽，马上就认为是感冒、肺炎，作出盲目治疗决定。

一般引起咳嗽的疾病有上、下呼吸道急慢性感染；支气管哮喘所引起的刺激；异物及其他刺激，如气管异物或气候干燥、寒冷均可引起咳嗽；胸膜疾病，如胸膜炎或胸膜邻近器官压迫也可引起咳嗽。

过敏性咳嗽一般都是过敏性体质引起的，它的过敏原不太清楚，一般不是药物引起的，往往有其家族史方面的原因。治疗要针对病因，同时要用脱敏的药，如果出现异常，请及时就医，以便对症处理。

〖护理方法〗

宝宝剧烈咳嗽时，最好将其抱起，使他的上身呈∠45°，同时用手轻轻拍宝宝的背部，使黏附在气管上的分泌物得以松动，利于咳出。

夜间咳嗽厉害可稍抬高枕头，减少患儿胃食道返流对咽喉部的刺激。应少量多次喝水，以温开水为宜，如果水温太热，会刺激咽部，引起咳嗽。保持空气温度和洁净度。室温最好保持在20~26℃，定时通风；室内湿度保持在50%~70%，利于痰液稀释而咳出。如果空气太干燥，痰液黏在气管壁上不易排出。

这个时期不能给宝宝吃油炸的食物，不能吃饼干、朱古力等零食。

急性喉炎的防治与护理

〖 妈咪问询 〗

贺女士到诊所咨询：表弟的儿子得了急性喉炎，现在医院住院治疗。请问日常应该怎样做，才能预防这种疾病？

〖 询情解答 〗

急性喉炎是由细菌或病毒侵犯喉部而引起的急性炎症，常见病原菌为肺炎球菌、葡萄球菌、溶血性链球菌等，近年来各种呼吸道病毒也成为主要致病原因。

幼儿急性喉炎多发生于冬季与春季，2~3岁多见，也会发生于较大宝宝，可直接由细菌或病毒感染喉部，也可继发于麻疹之后，为麻疹常见并发症之一。

因为宝宝喉部比较狭窄，黏膜下血管丰富，因此在发炎时容易发生黏膜充血、水肿，使声门、喉部管腔变得更狭窄。轻的全身症状不明显，体温正常，仅有声音嘶哑及犬吠样咳嗽，或呈破竹样"铿铿"声咳嗽，无呼吸困难症状。重的常起病急，突然高热，起病不久除有声嘶、犬吠样咳嗽外，还常伴有呼吸道梗阻症状，即吸气性呼吸困难，吸气时有喘鸣声，伴胸骨上窝、胸骨剑突下及肋间软组织凹陷。如果此时不严密观察及处理，梗阻程度可由轻度发展至重度，甚至引起窒息。肺部体征不多，仅有呼吸音粗糙，或有少许粗湿**啰**音。

235

〖 护理方法 〗

预防伤风感冒是防治本病的主要措施，如果发病，则要积极治疗，预防喉梗阻的发生及进展，给患儿多饮开水，保持室内湿度及温度。

宝宝一旦得了急性喉炎，非常容易发生呼吸困难，唯一的选择是及时送医院治疗，绝对不可以因为病儿发烧不高而延误。特别要记住的是：不能随便服用镇咳药，因为有些镇咳药（如含吗啡成分的镇咳药）可引起排痰困难，从而加重呼吸道阻塞，进一步造成窒息的可能，耽误抢救的机会。

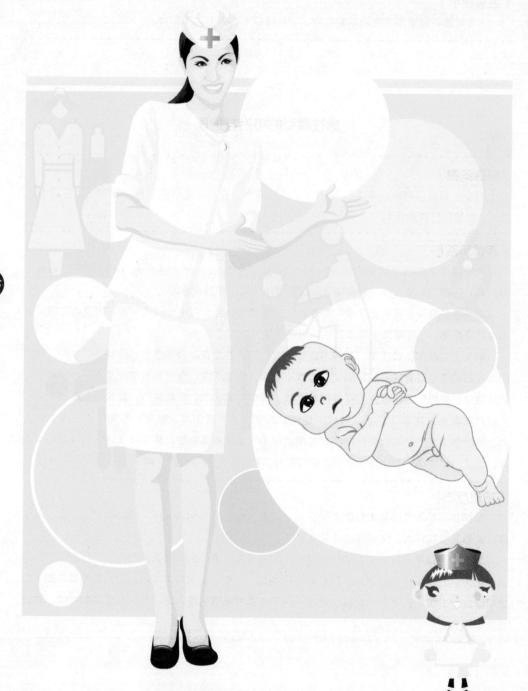

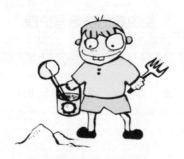

蛔虫病的防治与护理

〖妈咪问询〗

　　孙女士到诊所咨询：暑假期间，儿子想到农村的舅舅家住几天。请问应该怎样做才能预防蛔虫病？

〖询情解答〗

　　蛔虫病是小儿最常见的寄生虫病之一。虫卵随粪便排出，通过施肥及用河水洗便桶会使虫卵随水散布，或泥土中的蛔虫卵会污染手而带入口中；通过施肥污染蔬菜，蔬菜洗不干净凉拌生吃，也会感染这种病。

　　虫卵在肠道孵出幼虫，幼虫钻进肠壁静脉进入门静脉，再经过肝入肺，在肺中脱皮，从气管到咽部，再吞进胃中而进肠道长大变成虫，这个过程需两个半月。因此，这种疾病的表现也有所不同。幼虫周游期如果大量入肝脏，会引起肝大，导致肝功能异常；入肺时，会咳嗽甚至引起蛔虫性肺炎；如果入脑，则会出现脑膜炎及癫痫；另外还会引起全身过敏，出现荨麻疹。

　　成虫阶段掠夺营养，分泌抑制酶的物质使宝宝消化不良、贫血、生长发育迟缓。宝宝会出现肚子阵痛、偏食和异食癖等症状。成虫代谢物吸收后会引起宝宝低热、精神不振或过于兴奋、睡眠磨牙、易惊等。

　　蛔虫症还会引起危险的并发症，如胆管蛔虫、蛔虫性肠梗阻、蛔虫性阑尾炎及蛔虫性肝脓肿。

〖护理方法〗

　　治疗可用驱蛔灵、肠虫清及安乐士等驱虫，如果有并发症则要住院治疗，先用药物镇痛解痉和驱虫。同时，要及时抗感染，必要时进行手术治疗。

〖温馨提示〗

　　防止蛔虫症首先要养成良好的卫生习惯，勤剪指甲，饭前便后洗手。做凉菜时要彻底清洗，刀板生熟要分开，根茎类易污染蔬菜必须用开水氽过才凉拌，食物做好后要防被蝇虫叮咬。

蛲虫病的防治与护理

238

〖妈咪问询〗

欧阳女士带着2岁半的儿子到诊所问诊：这两天来我发现儿子时不时用手抓挠肛门，检查宝宝肛门和大便，发现好似有小虫蠕动，现在想检查一下宝宝是不是得了什么寄生虫病？

〖询情解答〗

经检查，欧阳女士的宝宝得了蛲虫病，这是上幼儿园的宝宝最常见的寄生虫病之一。蛲虫寄生在小肠下段到直肠，夜间会爬到温暖的肛门口排卵。蛲虫长5~10毫米，似小线头，雌虫一次可排卵1万个，虫卵遇空气就会发育，6小时就有传染性。宝宝感到肛门虫爬，瘙痒，用手抓挠，蛲虫虫卵就会藏在指甲缝中，通过手、玩具、被褥很容易在幼儿园中传播和反复感染。蛲虫只能存活20~30天，如果不反复感染可不治自愈。如果不清理环境卫生，反复感染就会出现症状。

感染蛲虫后宝宝肛门痒，影响睡眠，有时还会引起尿道炎、阴道炎，偶见阑尾炎，有时会出现恶心、腹痛及呕吐。肛门周围及大便能见到活动的小白线样的蛲虫。

〖护理方法〗

治疗可服用驱蛔灵，剂量为50~60毫升/千克体重，每日分2次早晚服，连服7~10天，以后每周服2天，共服4周，剂量同上，可预防蛲虫再次感染。另外，在肛门周围涂抹蛲虫膏，既能止痒也能杀灭虫卵。

防止蛲虫病，关键在预防。如果宝宝生活周围的环境卫生状况差，就别为其穿开裆裤。患儿的内衣、裤被和褥单换下后，应该煮沸、暴晒，杀死虫卵。妈咪要勤为宝宝剪指甲，饭前便后要为宝宝洗手，所有玩具每周刷洗一次，或者用紫外线消毒一次。患儿应有专用的毛巾、牙刷等用具，避免交叉感染。

癣痫的防治与护理

〖妈咪问询〗

游女士到诊所咨询：女儿上幼儿园，她的班里有两个同学长了头癣。请问头癣有没有传染性？如果有，该怎样预防？

　　头癣是由真菌感染引起的，有传染性，既有可能直接被患者传染，也有可能通过猫狗被传染。由于真菌种类不同，头癣可分三种：一是黑癣。为点状鳞屑，每点3～4根头发，易折断，使头发参差不齐。毛囊口有黑色残根，因此称为黑癣。炎症反应不重，易被忽略而延至成年，如果遍及全头，就会发生全头脱发。二是黄癣。又称秃疮，由黄癣菌感染，先见红斑，沿毛囊扩散，红点变小脓疱，干后结黄痂，痂渐变厚，中央凹陷边缘翘起，分泌物有鼠臭，有传染性。去痂后出现溃疡面，愈后萎缩成疤，该部位没有毛囊，成为永久脱发。三是白癣，常见于宝宝。毛发处见红色丘疹，很快有白色鳞皮覆盖，形成单个1厘米的白斑，也有成片融合，鳞屑堆积。患处头发灰暗无光，易于折断。癣区外围白色，愈后无疤痕。

〖护理方法〗

　　患癣病可用5%的硫磺膏，2%的磺叮达克宁霜，3%～5%的克霉唑霜这三种药膏中的一种外涂，每日2次，坚持6周；口服灰黄霉素10～15毫克/千克体重，每日2次，连服2～4周。

〖温馨提示〗

　　宝宝患了头癣暂时不能到幼儿园，等完全治好后再恢复集体生活。患儿注意不要互戴帽子、互换头巾及共用卧具，梳子及理发工具被患者用后，必须煮沸或用福尔马林熏蒸，日晒不能灭癣菌；养猫、狗的家庭必须仔细检查猫、狗有无皮肤病，防止传染人。

疖肿的防治与护理

〖妈咪问询〗

　　许女士到诊所咨询：宝宝皮肤上长疖肿，该怎样处理？

〖询情解答〗

　　疖肿常长在毛囊处，形成圆锥形凸出皮肤表面，中心有毛发贯穿，周围发红。随着疖肿的长大，表面变亮而坚硬，用手压会感到疼痛；顶部形成脓疱，中心有脓栓及坏死部分。破溃后脓栓脱落而排脓，排净后炎症消失形成紫斑及疤痕，有时成批出现，或此起彼伏，常年不愈。

　　由于疖肿在化脓部位四周形成薄的泡状壁，如果挤压排脓就会使薄壁损伤，脓液进入周围地区，使周围再形成疖肿。最危险的部位是鼻周和上唇，称为"危险三角"，如果挤压此处的脓疖，会引起脑海绵窦栓塞及脑脓肿，危及生命。另外，挤压也会引起脓液入血，引起全身脓毒血症。因此，一旦疖肿引起发烧及全身症状，应该马上到医院治疗。

〖护理方法〗

　　疖肿初起可热敷促使炎症消退，局部用龙胆紫或红霉素软膏涂敷。已经成疖后要切开引流，可口服红霉素、交沙霉素等消炎药物。

　　防止皮肤长疖肿，平日应注意勤洗澡，保护皮肤清洁，不要抓伤皮肤以防引起感染。夏季防痱子，不要用碱性肥皂给宝宝洗澡，以免去脂过多降低皮肤的保护作用。蚊虫叮咬后及时涂上风油精及虫咬水止痒，防止抓伤。常患疖疮者要注意营养，多吃含维生素A及胡萝卜素丰富的食物，注意锻炼身体以增强抵抗力。

荨麻疹的防治与护理

〖妈咪问询〗

　　翁小姐带着4岁的女儿到诊所问诊：今天上午，宝宝手臂的皮肤发痒，一抓挠起来，皮肤上就出现红色斑点，越挠越痒。请问这是什么病？该用什么药？

〖询情解答〗

　　经检查和诊断，可能这是由于宝宝前一晚吃了海鲜引起的荨麻疹。

　　荨麻疹是一种皮肤病，俗称"风疹块"、"风疙瘩"、"风包"等。有的宝宝突然发生皮肤瘙痒，在搔抓部位很快出现了红斑和淡红色的风团，并且迅速增大，融合成片，这就是医学上所说的荨麻疹。荨麻疹可以发生在身体的任何部位，持续几十分钟到几个小时不等，一般的持续时间不会超过24小时，也有的荨麻疹一天发作好几次。

〖护理方法〗

　　发生了荨麻疹不要紧张，一般来说，首先应该明确为什么会发生荨麻疹，也就是应该找出引起荨麻疹的原因。结合以往病史，如发现对某种食物或药物过敏时，应立即停用，并服缓泻药促进肠道内致敏物质的排泄。如果是感染性疾病引起的荨麻疹，则首选抗生素治疗。

　　病人应卧床休息，宜食清淡、富含维生素的食物，并禁食辛辣刺激性食物及鱼、虾等水产品。鼓励患者多饮水，注意保暖，保持大便通畅。床单被褥要清洁，室内保持安静。

　　患者应尽量避免搔抓，以免引起皮损增加，瘙痒加剧。

　　口腔黏膜有糜烂、溃疡者可用生理盐水清洗，外涂2%的龙胆紫溶液。眼结膜有炎症，可用生理盐水冲洗，滴氯霉素眼药水及可的松眼药水，阴部损害可用1/40000的高锰酸钾溶液冲洗，外用金霉素软膏或氯霉素、地塞米松软膏。

〖温馨提示〗

荨麻疹消退后皮肤上是不留痕迹的，因此不会影响皮肤的美容。

风疹的防治与护理

〖妈咪问询〗

苏女士带着5岁的儿子到诊所问诊：两天前宝宝有点咳嗽，不大想吃饭，颈部出现皮疹，请问该怎样治疗？

〖询情解答〗

经检查，苏女士的儿子患的是风疹。风疹是小儿常见的一种急性呼吸道疾病，它与麻疹是两种不同的疾病，得了麻疹仍会得风疹，反过来也一样。风疹的特点为全身症状轻，有特殊的皮疹，并伴有耳后、颈部及枕骨部淋巴结肿大。

风疹是由风疹病毒所致的，病毒存在于患儿出疹前5~7天的唾液及血液中，但出疹2天后就不容易再找到。风疹病毒在体外生存力很弱，所以传染性较麻疹小，一般会通过咳嗽、谈话、喷嚏时的飞沫传染他人。风疹多见于1~5岁大的宝宝，并且常发于春、冬两季，6个月以下的宝宝因有来自母体的抗体而获得抵抗力，所以很少发病。一次得病后，大多不再第二次感染。

从接触感染到症状开始，一般要经过14~21日。初起1~2日症状很轻，有低热或中度发热，轻微咳嗽、乏力、胃口不好、咽痛、眼发红等轻微感冒现象。病人口腔黏膜光滑，无充血及黏膜斑，耳后、枕骨部淋巴结肿大，并伴轻度压痛，通常于发热1~2日后即出现皮疹，皮疹初见于面颈部，在24小时内蔓延到全身。

皮疹初为稀疏的红色斑丘斑，以后面部及四肢的皮疹可以融合，类似麻疹。从出疹后的第二天开始，面部及四肢皮疹可变成针尖样红点，如猩红热样皮疹。皮疹一般于3天内迅速消退，留下较浅的色素沉着。在出疹期体温不再上升，宝宝常无疾病感觉，饮食嬉戏如常。年长宝宝患风疹后，个别并发关节炎。当皮疹隐退2~3天后，患儿又出现发热、暂时性关节疼痛，但无关节红肿，膝、踝、肘关节均可受累，一般在5~10天内自行缓解。

〖 护理方法 〗

患风疹宝宝应予隔离并卧床休息，直到出疹后第5天，给予维生素及富有营养易消化的食物如麦乳精、菜末、肉末、米粥等。皮肤瘙痒时可用1%的氧化锌溶液涂擦，同时应注意皮肤清洁卫生，防止细菌的继发感染。

〖 温馨提示 〗

风疹的合并症很少，但少数病人可有支气管炎、肺炎、中耳炎、脑膜炎、亚急性硬化性全脑炎、关节炎和出血等倾向。

疱疹性口炎的防治与护理

〖 妈咪问询 〗

赖女士带着4岁的女儿到诊所问诊：昨天下午发现宝宝左脸颊、牙龈上有圆形小水疱，周围有红边，水疱破裂后形成黄色浅溃疡，宝宝不大肯吃饭。请问这是什么病？

〖 询情解答 〗

经诊断，赖女士的女儿患的是疱疹性口炎。乃小儿容易发生的急性口腔黏膜感染，也可能单独发生在唇及口周皮肤，以学龄前宝宝多见，有自限性。

单纯疱疹常发于唇部及邻近口周皮肤和口腔黏膜，呈分散或成丛的小水疱，周围有红边。初起时发痒，继而有痛感。水疱很快溃破，形成浅溃疡后迅即结痂，数日即脱落自愈。全身症状较轻，所属淋巴结有时略肿大。宝宝患症若发生在口腔黏膜，常因拒食啼哭才被发现。

〖 护理方法 〗

喂养患儿时应给予流食或软食，以保证其营养供给，多饮水，注意清洁口腔，进食前病变部位可涂抹2%的利多卡因药水或软膏以减轻疼痛，食毕清洁口腔后局部可涂"痤疱疹净"或鱼肝油软膏。

目前对本病尚无特效药，但可涂擦鱼肝油软膏以促其愈合，并可减轻疼痛。进食时宜用流食或软食，食前可用1%的奴弗卡因液漱口或涂擦，可以减少疼痛。

〖 温馨提示 〗

禁用皮质激素类药。

支气管哮喘的防治与护理

〖妈咪问询〗

覃女士到诊所咨询：女儿3岁，上幼儿园小班，近期园里有一位小朋友患上支气管哮喘，现在家里治疗。请问，这种病有没有传染性？在日常生活中该怎样预防和护理？

〖询情解答〗

支气管哮喘简称哮喘病，是一种由多种细胞，特别是肥大细胞和嗜酸性细胞参与的气道慢性炎症。在小儿病例中主要为变应性炎症，这种慢性炎症是导致患者气道高反应性的主要因素。对容易受感染者，这类炎症会引起不同程度的广泛的可逆性气道阻塞症状。临床表现为反复发作性喘息、呼吸困难、胸闷或咳嗽，可经治疗缓解或自行缓解，其气道具有对刺激物的高反应性。

目前已证实，支气管哮喘具有很强的遗传倾向，尽管哮喘的相关基因还未明确，研究已表明可能存在数种哮喘的遗传易感性基因。因此，在日常生活中，要做好预防感染措施。

243

〖护理方法〗

作为一种复杂的疾病，要有效控制哮喘，除了药物治疗外，还应从起居、饮食、心理等方面做好预防工作，并注意监测宝宝的哮喘先兆。

首先要选择向阳的居室，室内保持清洁、通风、干燥，严禁吸烟，选择环保装修材料；布置上要尽量减少灰尘，物品应简单，不放花草；尽量减少室内容易引起过敏的尘螨。家中不要养猫、狗、兔、鸽子等，更不能让这些动物进入哮喘宝宝的卧室。

监测宝宝的发病先兆，如连续打喷嚏、不断咳嗽、呼吸加快、烦躁不安、精神不振等。发现这些情况时，要及时用平喘药，以防哮喘大发作。应该学会使用便于携带、使用方便的"简易峰流速仪"，经常用它定时测试，以预知患儿哮喘发作的先兆。这样就能及早用药，防止发作。

〖温馨提示〗

饮食要清淡、易于消化，不宜进食具有刺激性的食物及饮料。要尽可能找出与哮喘发作有关的食物，明确过敏原，有选择地忌嘴。建议带患儿到医院检查过敏原，这样治疗上也更具有针对性。

幼儿肺炎的防治与护理

高女士到诊所咨询：侄女3岁，患了急性肺炎，现在医院隔离治疗。这已经是她第二次患上此病。请问应该怎样做好预防措施？在护理上应该注意什么？

〖 询情解答 〗

肺炎是小儿的常见疾病，临床以发热、咳嗽、气急、鼻翕为主要症状，多见于婴幼儿，一年四季均可发病，而以冬、春两季气候变化时发病率最高。一般情况下，此病多发于上呼吸道感染之后，也可继发于麻疹、百日咳等疾病。

体质虚弱和营养不良的宝宝患病后，病程较长，病情也比较重，容易合并心功能衰竭等症。根据病因，大致可分为细菌性肺炎、病毒性肺炎、支原体肺炎、霉菌性肺炎、吸入性肺炎、过敏性肺炎和堕积性肺炎等；按病变部位可分为大叶性肺炎、小叶性肺炎；按病程可分为急性肺炎（病程1个月）、迁延性肺炎（病程1～3个月）和慢性肺炎（病程3个月）。

年长儿表现为大叶性肺炎，而婴幼儿则表现为支气管肺炎（播散性肺炎），病毒感染者常为间质性肺炎，体弱及佝偻病患儿的肺炎一般为间质性肺炎，病程多迁延。

在预防方面要注意多晒太阳，锻炼身体，增强体质，及时增减衣服；积极防治佝偻病、小儿贫血及营养不良。在饮食方面要注意营养均衡，提高宝宝的免疫力。

〖 护理方法 〗

肺炎患儿需要一个良好的环境，室内要清洁，保持一定的温度、湿度、新鲜度。室内较冷可用取暖器，但是长时间开空调不利于新鲜空气交换，可定时开窗通气；室温最好控制在20℃左右，相对湿度在55%左右。

肺炎患儿在发热时最好卧床休息，保持足够的睡眠，定时洗脸、刷牙、洗澡。对多痰的患儿可定时拍打他的背部，以利于痰液的排出。卧床较久的患儿要给予经常翻身，以避免产生褥疮。在肺炎恢复期可让患儿适当活动。

患肺炎的宝宝消化功能会暂时降低，饮食不当会引起消化不良和腹泻。对有高热的宝宝应给予流质为主的食物，如米汤、果汁、牛奶等，待体温下降或正常后可改为半流质食物，如粥、蒸蛋、蒸鱼等。在整个肺炎期间要提供充足的水分及维生素。

〖 温馨提示 〗

密切注意宝宝病情变化是护理的关键，宝宝在病程中热度逐渐下降，精神好转，呼吸平稳，食欲增加，咳嗽减轻，面色好转，都提示肺炎在好转中。若在治疗中突然出现剧烈的咳嗽、气急、口周发紫、神情萎靡、高热、烦躁不安，提示病情恶化，需及时向医生反映。

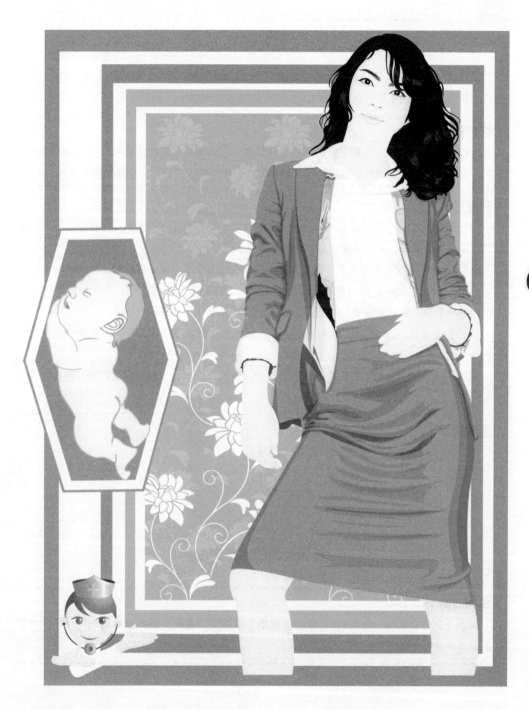

流行性脑脊髓膜炎的防治与护理

〖妈咪问询〗

汪女士到诊所咨询：女儿2岁半，昨天带她到卫生防疫站打预防针，卫生员为她打了一款预防流行性脑脊髓膜炎的防疫针，医生说流行性脑脊髓膜炎简称为"流脑"。请问什么是流脑？在护理上应该注意些什么？

〖询情解答〗

流行性脑脊髓膜炎（流脑）是由脑膜炎双球菌引起的急性呼吸道传染病，冬、春两季发病率高，主要临床表现为高热、剧烈头痛、频繁呕吐、皮肤黏膜瘀点、瘀斑及脑膜刺激征。

〖护理方法〗

按感染病科疾病一般护理常规进行呼吸道隔离。绝对卧床休息，室内保持安静、空气新鲜流通，避免强光刺激，以免诱发惊厥，调节室温在18～20℃。

每4小时测1次体温并记录，体温超过39℃需采取物理降温，按医嘱应用退热药物。

观察生命体征变化，如面色苍白、口唇发紫、四肢厥冷、脉搏细速、血压下降、体温不升，为休克表现，要立即吸氧，氧流量4～6升/分，通知医生，协助抢救。

口腔护理每日2次，眼睛每日用生理盐水清洗，滴抗菌素眼药水，两眼不能闭合者用生理盐水纱布遮盖。

给予高热量、高维生素的流质或半流质饮食，供给足够水分，使用磺胺药时，每日饮水至少2000毫升以上，每日或隔日检查尿常规。

〖温馨提示〗

注意皮肤的护理，定时更换体位，防止褥疮。

腮腺炎的防治与护理

〖妈咪问询〗

喻女士到诊所咨询：女儿2岁，最近被感染了腮腺炎，看医生后在家隔离治疗。请问在护理上应该注意哪些方面？

流行性腮腺炎是腮腺炎病毒引起的一种以婴幼儿、青少年感染为主要对象的急性呼吸道传染病，多见于冬、春两季。临床特征为腮腺单侧或双侧肿大、疼痛、发热，也可波及附近的颌下腺、舌下腺及颈部淋巴结。并发症可见睾丸炎、卵巢炎、胰腺炎、心肌炎、脑炎。

腮腺炎病毒是后天获得性耳聋的重要病因之一，且此种耳聋往往是不可逆的。对腮腺炎的预防更为重要的意义是在于预防其合并症。接种腮腺炎减毒活疫苗是控制腮腺炎流行的有效方法。接种对象为8个月龄以上腮腺炎易感者。接种后一般无局部反应。在注射6～10天时少数人可能发热，一般不超过2天。常见的接种反应是在接种部位出现短时间的烧感及刺痛，个别受种者可在接种疫苗5～12日出现发热或皮疹。

〖 护理方法 〗

脑膜脑炎多于腮腺肿大后1周左右发生，患儿出现持续高热、剧烈头痛、呕吐、颈强直、嗜睡、烦躁或惊厥，妈咪应密切观察，及时发现并给予相应的护理。

对患儿应采取呼吸道隔离至腮腺肿大完全消退止，对其呼吸道的分泌物及其污染的物品应进行消毒。保证休息，防止过劳，发热伴有并发症者应卧床休息至热退。鼓励患儿多饮水，以利汗液蒸发散热。妈咪要监测体温，如果患儿高热，可采用头部冷敷、温水浴进行物理降温或服用适量退热剂。发热早期可给予利巴韦林、干扰素或板蓝根抗病毒治疗。

保持口腔清洁，预防继发感染。腮腺肿痛影响吞咽，口腔内残留食物易致细菌繁殖，应经常用温盐水漱口，不会漱口的宝宝应帮助其多饮水。做好饮食护理，患儿常因张口及咀嚼食物使局部疼痛加重，应给予富有营养、易消化的半流质或软食。不可给予酸、辣、硬而干燥的食物，否则可引起唾液分泌增多，排出受阻，腺体肿痛加剧。腮腺局部冷敷，使血管收缩，可减轻炎症充血程度及疼痛；也可用如意金黄散调茶水或食醋敷于患处，保持局部药物湿润，以发挥药效，防止干裂引起疼痛。

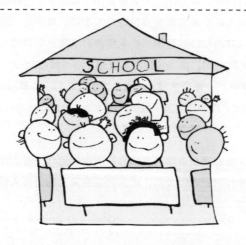

鼻窦炎的防治与护理

〖 妈咪问询 〗

　　郭女士带着2岁的儿子到诊所问诊：儿子两周前患上感冒，接下来一直持续流黄鼻涕，不知他的鼻子患了什么病？

〖 询情解答 〗

　　上颌窦、筛窦、额窦和蝶窦的黏膜发炎统称为鼻窦炎。鼻窦炎是一种常见病，可分为急性和慢性两类。急性化脓性鼻窦炎多继发于急性鼻炎，以鼻塞、多脓涕、头痛为主要特征；慢性化脓性鼻窦炎常继发于急性化脓性鼻窦炎，以多脓涕为主要表现，可伴有轻重不一的鼻塞、头痛及嗅觉障碍。

　　对于大多数宝宝来说，鼻窦炎是常发的鼻病之一，多发生于5岁以上的宝宝。宝宝一旦患急性鼻窦炎，就会出现鼻塞、大量脓鼻涕，也就是我们说的"鼻涕虫"。有些还会出现发烧、拒食、咽痛、咳嗽、呼吸急促、烦躁不安，较大宝宝可能会诉说有头痛，一侧面颊痛。

　　急性鼻窦炎治疗不彻底或反复发作，就会转变为慢性鼻窦炎，反复流脓鼻涕、鼻塞、张口呼吸，甚至打鼾、头昏、头痛、注意力不集中、记忆力下降。由于宝宝的身体发育未完善，抵抗力弱，鼻窦炎可以引起众多并发症。如鼻涕可以倒流入气管、支气管，引起支气管炎、肺炎；鼻窦炎与邻近肥大的腺样体、扁桃体相互作用影响，导致长期慢性缺氧，影响颌面、胸廓及智力发育；其他还有中耳炎、上颌骨骨髓炎等。

〖 护理方法 〗

　　得了伤风感冒要及时治疗。急性鼻窦炎常常是由伤风引起的，因此得了伤风感冒要及时治疗，多注意休息；不要用力擤鼻涕，以防鼻腔的分泌物及细菌进入鼻窦，从而引起鼻窦炎。一旦得了急性鼻窦炎要及时治疗，以免拖延太久变为慢性鼻窦炎，就难以治愈。要及时治疗鼻窦炎和鼻腔里的慢性病，因为每个鼻窦都有开口与鼻腔相通，鼻窦里一层黏膜和鼻腔黏膜相连，鼻腔又与口腔相通，所以鼻腔和口腔里的一些毛病很容易蔓延到鼻窦引起鼻窦炎。因此，一旦发现宝宝有牙病或鼻腔的慢性病，妈咪应该提高警惕，不可掉以轻心。

　　加强体育锻炼，增强体质，减少感冒。感冒会使宝宝伤风、流鼻涕，如果长时间得不到治疗就会并发急性鼻窦炎。所以，应该让宝宝多锻炼，增强抵抗力，以防感冒，患了感冒要及时治疗。

〖 温馨提示 〗

　　宝宝患鼻窦炎一般采取鼻滴药或喷药及口服药的保守治疗。在治疗过程中妈咪千万不要随便在药店给宝宝买滴鼻液和胡乱吃消炎药，因为药店通常卖的是成人浓度的药品，并不适合小朋友。

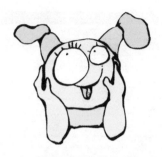

"火眼"的防治与护理

〖妈咪问询〗

林女士到诊所咨询：女儿3岁半，幼儿园里有小朋友得了眼病，从昨天下午开始，女儿的眼睛开始有点发红，眼屎比较多，眼睛有点发痒。请问我女儿是不是被传染了眼病？这是什么病？该怎样治疗？平时要注意些什么？

〖询情解答〗

经诊断，林女士的女儿被传染了"火眼"。"火眼"即为春秋两季容易在公共场所流行的急性细菌性结膜炎。患儿表现为眼睛结膜充血、眼红，眼屎黏住眼睑，睁不开眼，或者被眼屎遮挡而视物不清、眼痛痒怕光、流泪、灼热、球结膜充血、水肿。双眼同时发病，一般3～4天，最多持续2周，治愈后不影响视力。

〖护理方法〗

患病时可选用氯霉素、新霉素、庆大霉素等，用两种药水交替点眼，睡前用大量眼药膏既可杀菌，又可避免醒后睁眼困难。注意眼药水或眼膏专人专用，以免交叉感染。点眼可频繁，还可多点几滴以冲洗黏液。治愈后仍应再用药4～7天，以免复发而转成慢性。

红眼期间要用冷敷，因为温度上升有利于细菌繁殖，每日冷敷2～3次，每次20～30分钟。

婴儿宝宝如果结膜肿胀甚至凸出眼外，切忌包扎，否则分泌物不能排泄会使感染加重。由于"火眼"传染性极强，患病后应马上到医院就诊。

此病以预防为主，对患者应隔离，用品应严格消毒。"火眼"流行期间，毛巾、手绢、水、手均成为传播途径，因此要养成良好的卫生习惯，勤洗手，不使用公共的毛巾、手绢；更不要带宝宝到公共场所，避免到游泳池游泳。到人多的公共场所、乘坐公共汽车后不接触手绢和眼睛，外出回家时要先洗手才接触一切用品。

〖温馨提示〗

患病期间不能吃刺激性的食物，比如辣椒、胡椒等，最好别食油炸类食物。

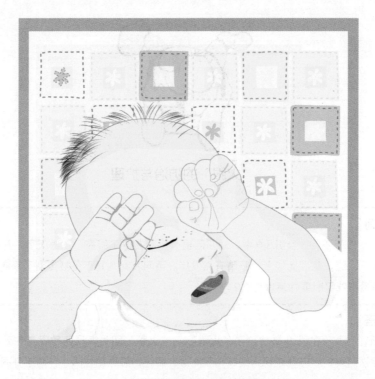

"针眼"的防治与护理

〖妈咪问询〗

伦女士带着3岁的儿子到诊所问诊：宝宝左眼睑处有点浮肿，模样像麦粒，有点痛。请问这是什么病？该怎样治疗？

〖询情解答〗

经检查，宝宝患的是"针眼"。"针眼"在医学上叫麦粒肿，又叫眼睑炎，是睫毛毛囊附近的皮脂腺或睑板腺的急性炎症，相当于皮肤的疖肿；又或者是生长在眼睑边缘或眼睑内的小疖。以胞睑边缘或内或外红肿热痛，有形如麦粒样小疮疖为主要表现的病症。

〖护理方法〗

此时应当服用抗生素，局部点眼药水，睡前涂眼药膏，每天用热毛巾敷2～3次。如果去医院做治疗效果更好，也可以自行消退。如果已形成脓肿就不必等待自行破溃，马上到医院切开排脓。因为切开的伤口比自行破溃的伤口整齐，愈合后疤痕小，排脓充分不留后遗症。自行破溃之后也应到眼科就诊进一步使引流充分，否则会形成包囊，继而形成肉芽肿而不易愈合。切开排脓后仍需点眼药水、涂眼膏及服用抗菌素。

千万不要挤压或自己用未消毒的针去挑，因为面部血管与颅内血管相通，挤压后炎症扩散会引起败血症，甚至引起颅内海绵窦血栓，严重时危及生命。

〖温馨提示〗

患病期间要禁食油炸类和刺激性食物。

扁桃腺炎的防治与护理

〖妈咪问询〗

姜女士带着2岁的女儿到诊所问诊：昨晚女儿有点发烧，喝水时喉咙有点痛，耳朵偶尔会有"吱吱"声。这是不是喉咙得了什么病？

〖询情解答〗

经检查，姜女士的女儿患了扁桃腺炎。扁桃腺炎是指腭扁桃体和咽部黏膜淋巴组织的炎症，该病常在春秋两季发病，主要致病菌为溶血性链球菌，也有病毒或者细菌和病毒混合感染。致病菌从外界飞沫传入，隐藏在扁桃体小窝内，当身体抵抗力良好时不发病，如果遇冷使机体抵抗力下降时，隐藏的病源会大量繁殖，产生毒素而使宝宝生病。主要症状为：突然高烧达39～40℃，怕冷、头痛无力、咽喉痛，吞咽时疼痛加重。宝宝食欲不振也会恶心呕吐、便秘（如果发病的是婴儿就会表现为腹泻）。炎症会侵犯咽鼓管引起耳鸣、耳痛甚至耳聋。

病毒引起的炎症使浅表组织充血红肿，无脓性分泌物，全身症状亦较轻；细菌引起的会使扁桃腺出现化脓性滤液，陷窝内有脓性改变，表面可见脓点或者连成片状，颌下淋巴腺也肿大压痛。

〖护理方法〗

如果宝宝全身症状重，应卧床休息。由于吞咽困难，水的摄入量不足，所以应输液并输入大量抗生素以对抗炎症，同时可用药物或冰袋缓解高烧，并用盐水及药物漱口。

如果是由病毒引起的，可用中药配合治疗。

由于反复发作，扁桃腺肥大，陷窝内会积留脓性。如果宝宝睡眠时打鼾、口臭，炎症分泌物经常被咽下就会引起头痛、疲倦乏力、消化不良、贫血等全身中毒症状，甚至会蔓延为中耳炎、颈淋巴腺炎、喉炎等，还会引起并发症如风湿热、肾小球肾炎、心内膜炎等。

因为扁桃腺能产生多种抗体，在急性发作时要彻底治疗，避免残留病源而引起复发；同时要鼓励宝宝参加体育锻炼，增强抵抗能力；注意营养，服用鱼肝油和维生素C等强壮剂；经常用盐水漱口，季节改变时注意保暖以防止复发。

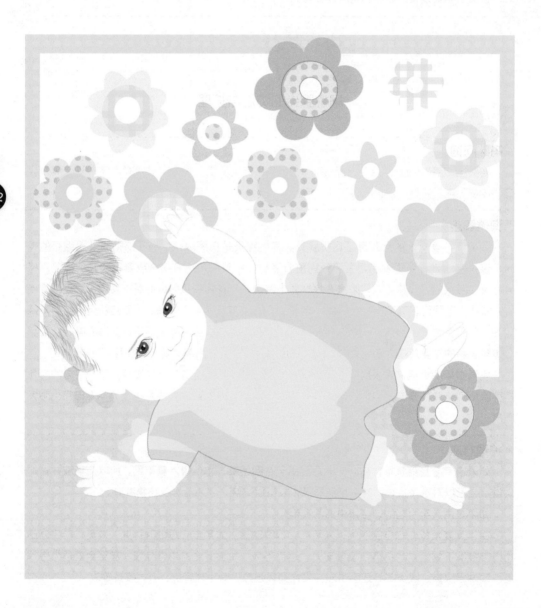

瘊子的防治与护理

刘女士带着3岁的女儿到诊所问诊：我女儿右手指长了两个瘊子，请问该怎样处理才好？

【询情解答】

瘊子的学名叫"疣"，是经过病毒传染后才生出来的。常见的疣有以下几种：一是扁平疣。俗称"扁瘊子"，为米粒至绿豆大小扁平隆起，棕色，表面光滑，数目多，多发生于面部及手背。二是寻常疣。俗称"刺痕"，是最常见的瘊子，多发生在青少年。开始在皮肤上出现针尖到黄豆大的隆起，表面较硬，呈灰褐色。这种疣的表面顶端呈乳头状、菜花状或刺状，故叫"刺痕"，多发于手部、足部、鼻孔等处。三是传染性软疣。俗称"水瘊"，多见于6岁以下的婴幼儿，为米粒到黄豆大串珠样隆起，表面有蜡样的光泽，呈灰白色或珍珠色，中心有小脐凹，用针将顶端挑破后，可挤出白色乳酪样物质，其中含有大量病毒。这种软疣可发生在躯干、四肢，症状不明显，有时有痒感。

253

【护理方法】

长了瘊子之后，数目少的可用液氮冷冻治疗，也可涂抹软膏。传染性软疣可在用针挑破挤出白色物后，涂2%～3%的碘酒；有的瘊子不经治疗，几年后自行消退；有的反复发作，就需到医院治疗。

龋齿的防治与护理

【妈咪问询】

熊女士到诊所咨询：儿子已经3岁半，一周前他说牙齿痛，带他去看医生，发现有轻微的龋齿症状。请问以后应该怎样做好预防措施？

【询情解答】

龋齿发生的机理很简单，口腔内的食物残渣如果没有及时清除，导致细菌繁殖，腐蚀破坏牙釉质，最终造成龋齿。如果没有及时治疗，会继续发展为牙髓炎，使牙齿肿胀，甚至会引起脸部的肿胀。

宝宝如果不小心患上龋齿，应及时到医院修补龋洞，以保护恒牙牙胚，使其顺利萌出。妈咪最好不要让医生将坏牙拔掉，因为宝宝的牙根还没有发育成熟，拔牙会损伤牙根的正常发育。此外，拔牙会使邻近的牙齿倾斜，影响咀嚼。

〖 护理方法 〗

少吃糖，尤其是晚上睡觉前不要让宝宝吃糖。可以给宝宝讲不能吃太多糖的原因，一般4岁以上的宝宝都能接受，还可给宝宝讲述有关保护牙齿的故事。如果宝宝晚上坚持要吃糖，可想办法转移宝宝的注意力，如给宝宝玩心爱的玩具等。

进食后坚持漱口。每次在宝宝进食之后要教他用水漱口，以清除留在口内的食物残渣。天天刷牙。宝宝3岁时就可学习自己独立刷牙了，到了4岁，妈咪可培养宝宝天天刷牙的习惯。一般宝宝意志力较弱，坚持性差，这就需要妈咪不断提醒督促宝宝，逐步养成习惯。为了增强牙齿的抗龋性，还可使用含氟牙膏。与此同时，爸爸妈咪应教宝宝正确的刷牙方法，刷牙应上下左右里外的牙齿全都刷到，采取上下竖刷的方法而不是左右横刷，可以更彻底地除去牙缝中的残渣。

幼儿厌食症的防治与护理

〖 妈咪问询 〗

万女士夫妇到诊所问诊：儿子已经3岁，最近食欲减退，每天三餐食量只及平时的七成，喜欢吃零食，幼儿园的老师说他上课精神不够集中，容易打瞌睡。另外，儿子一个月来还感冒三次，不知这是不是厌食症？该怎样帮宝宝改正过来？

〖 询情解答 〗

厌食症是指较长时期的食欲减退或消失。它是由于多种因素的作用，使消化功能及其调节受到影响而导致厌食。主要原因是不良的饮食习惯，另外还有妈咪的喂养方式不当、饮食结构不合理、气候过热、温度过高、患胃肠道疾病或全身器质性疾病、服用某些药物等。

患儿由于长期饮食习惯不良，导致较长时间食欲不振，甚至拒食，表现为精神、体力欠佳，疲乏无力，面色苍白，体重逐渐减轻，皮下脂肪逐渐消失，肌肉松弛，头发干枯，抵抗力差，易患各种感染。

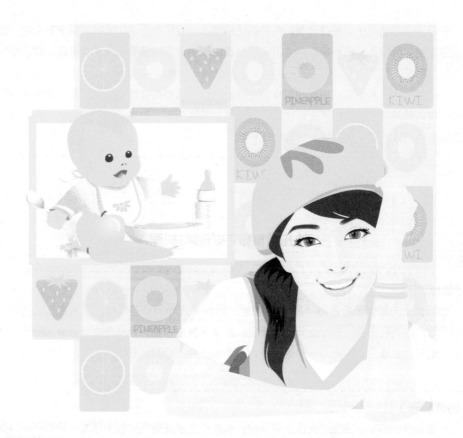

〖护理方法〗

患小儿厌食症的宝宝中，仅有17%的宝宝是因为疾病造成的，而83%的患儿都是因为食物结构不合理、饮食习惯不良所致。纠正非疾病因素引起的厌食症应从下列几个方面着手。

一是防止挑食和偏食。挑食和偏食影响宝宝从多种食物中摄取机体所需要的营养，对身体十分不利。首先爸爸妈咪不要把自己的偏嗜带给宝宝，不要当着宝宝说自己不喜欢吃什么，也不要强迫宝宝吃当时不爱吃的饭菜。其次，宝宝喜欢吃的饭菜要适当地限制，防止过食损伤脾胃。还有要经常变换饭菜花样，使宝宝有新鲜感，提高他们的食欲。

二是定时进餐，适当控制零食。宝宝正餐包括早餐、中餐、午后点心和晚餐，三餐一点形成规律，消化系统才能有劳有逸地工作。绝对不让宝宝吃零食是不现实的，关键是零食吃得不能过多，不能排挤正餐，更不能代替正餐。

三是饮食合理搭配。宝宝生长发育所需的营养物质要靠从食物中摄取，但对这些营养素的需要并不是等量的，所以爸爸妈咪应了解这方面的知识，注意各营养素间的比例，以求均衡饮食。每天不仅吃肉、乳、蛋、豆，还要吃五谷杂粮、蔬菜、水果。每餐要求荤素、粗细、干稀搭配。

四是讲究烹调方法。经过烹调，食物的结构变了，变得易于消化吸收。但烹制食物一定要适合宝宝的年龄特点。如断奶后宝宝消化能力还比较弱，所以就要求饭菜做得细、软、烂；随着年龄的增长，咀嚼能力增强了，饭菜加工逐渐趋向于粗食。

五是节制冷饮和甜食。冷饮和甜食宝宝都爱吃，但这两类食品均影响食欲。中医认为冷饮损伤脾胃，西医认为会降低消化道功能，影响消化液的分泌。甜食吃得过多也会碍胃。这两类食品饱腹作用强，影响吃正餐，所以要有节制。

幼儿异食癖的防治与护理

〖 妈咪问询 〗

欧阳女士夫妇到诊所咨询：儿子已经3岁，近来发现他有一些怪癖，比如喜欢咬衣服，咬下碎片之后吃到肚子里；在卫生间偷吃肥皂。如果注意监督他，他就不吃；一旦忽略没注意，他的怪癖又会发作。我们对儿子的这种行为感到很头痛。请问他是不是得了什么病？该怎样治疗？

〖 询情解答 〗

根据妈咪的描述，宝宝可能患上异食癖，即是指宝宝在摄食过程中逐渐出现的一种特殊的嗜好，对通常不宜取食的异物进行难以控制的咀嚼与吞食。发病年龄以幼儿为多，但学龄宝宝也会出现这种情况。

本症患儿常喜食煤渣、土块、墙泥、沙石、肥皂、纸张、火柴、纽扣、毛发、毛线以及金属玩具或床栏上的油漆，对较小的物品能吞食下去，较大的物品则舔吮或放在口里咀嚼。他们不听从家长的劝阻，常躲着家长暗暗吞食。一般临床症状为食欲减退、疲乏、腹痛、呕吐、面黄肌瘦、便秘和营养不良等。

〖 护理方法 〗

对于这类患儿要进行综合治疗，包括药物治疗和行为控制。

药物治疗方面主要应针对病因进行。如果属于神经系统的问题，可用些健脑和调节植物神经系统的药物，如谷维素、维生素B$_1$、维生素B$_6$以及其他健脑药；如果属于贫血，应给予口服补血剂，并在日常饮食中增加猪肝、瘦肉等营养品；如果属于缺锌，则宜服用硫酸锌等药。对于上述因嘴的运动需要得不到满足的宝宝，适当地给些零食还是必要的。

在行为控制方面，首先要控制其周围环境，比如不要把粉笔、颜料或其他易于吞食的小玩具放在小孩周围。对年纪稍大些的宝宝，则可进行认知教育，即用各种各样的方法告知宝宝什么是可吃的，什么是不可吃的。另外对于较大的宝宝也可采用正强化法进行教育，即当宝宝出现某些良好的特定行为之后，给予一定的奖赏，以鼓励之，使其逐渐放弃异食恶习。

水痘的防治与护理

〖妈咪问询〗

　　罗女士前来咨询：邻居有一个3岁大的男孩患上水痘，现在家里治疗，没有上幼儿园。自己的女儿平素喜欢跟该男孩玩耍，她会不会被水痘传染？

〖询情解答〗

　　水痘和带状疱疹是两种特殊的感染形式，几乎遍及全球，都是由水痘-带状疱疹病毒引起的高度传染性疾病。初次感染水痘-带状疱疹病毒即为水痘，而潜伏在体内的病毒被激活后则为带状疱疹，后者多见于成人。水痘是最容易传播的疾病之一，在宝宝中的传播占90%以上。水痘患者全身可见水疱疹，平均数量为200～300个，还伴有发热。最常见的并发症是皮肤感染、水痘病毒性肺炎和脑炎。水痘患儿不能入托、上学，必须等全身疱疹完全干燥结痂后才能解除隔离，一般在10天左右。

　　接种水痘减毒活疫苗可以预防水痘，接种对象是12月龄以上的健康个体、高危及健康密切接触者。接种反应是轻微和暂时的，健康宝宝接种后的血清抗体阳转率可达98%以上。

〖护理方法〗

　　宝宝水痘的护理首先是加强皮肤的护理，保持皮肤及黏膜的清洁，严禁宝宝用手搔抓。皮疹瘙痒厉害时，可涂炉甘石洗剂。如果疱疹已被抓破出现糜烂，可用1%～2%的龙胆紫液涂擦，如无感染一般不需涂药，可让其自行愈合。其次要常给宝宝洗脸、清洁口腔，勤换内衣裤和尿布，勤修指甲，勤晒被褥。宝宝在发热和出疹期间要多卧床休息，多饮开水，吃容易消化、富含营养的食品。

**　　水痘传染性很强，患儿的口腔分泌物、血液及皮疹内的水痘病毒可以通过说话、咳嗽、打喷嚏等喷出的飞沫直接传染给别人，也可通过污染的食具、玩具、衣服、尿布等间接传染。所以水痘病儿从开始发病至全部痘疹脱痂都要予以隔离，不与其他宝宝接触。**

第四节　幼儿的安全与家庭急救常识

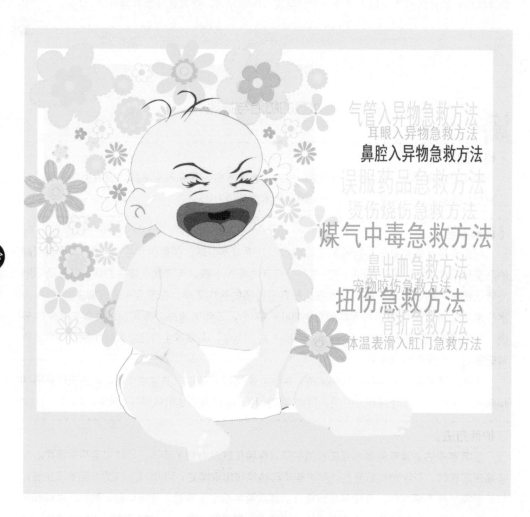

气管入异物急救方法
耳眼入异物急救方法
鼻腔入异物急救方法
误服药品急救方法
烫伤烧伤急救方法
煤气中毒急救方法
鼻出血急救方法
宠物咬伤急救方法
扭伤急救方法
骨折急救方法
体温表滑入肛门急救方法

气管入异物的急救方法

〖妈咪问询〗

　　麦女士到诊所咨询：有一邻居的儿子吃花生时不小心呛到了气管里，幸亏及时赶到医院抢救，才平安无事。请问遇到这类情况，在家里应该怎样急救？

〖询情解答〗

宝宝在进食和玩耍瓜子、豆类、花生、扣子等物时，误将异物吸入气管，如咳不出来，就非常危险。因此，最关键的措施是在现场即刻将异物排出。

〖护理方法〗

让患儿俯卧在救护者的两腿间，头低脚高，然后用手掌适当用力在患儿的两肩胛骨间拍击4次。拍背不见效，可让患儿背贴于救护者的腿上，然后救护者用两手食指和中指用力向后、向上挤压患儿中上腹部，压后即放松，可重复几次，必要时急送医院。

耳眼入异物的急救方法

〖妈咪问询〗

邓女士到诊所咨询：夏天来了，最近家里的蚊子、小飞虫等比较多，有一次一只小飞虫飞进儿子的耳朵里，幸亏后来飞出来，不然真不知道该怎样处理才好。请问如果小飞虫没飞出来，用什么方法处理才不会危及宝宝？

〖询情解答〗

宝宝常会把小的物件塞在耳内，也可能有小虫爬进耳内，如果没有及时处理会发生感染。

〖护理方法〗

让宝宝把头歪向一侧，患耳向下，让异物滚出来。如果是小虫入耳，可向耳内滴几滴温水，使小虫浮出来。如果在家里不能排除异物，要尽快去医院检查，千万不要自己试着用镊子或耳勺挖取。

如异物进入眼里，可引起刺痛、流泪，较大较硬的异物还会伤害眼结膜。正确的急救方法是：首先叫宝宝不要乱揉，然后妈咪把手洗净，用拇指和食指提起上眼皮，食指轻轻一按，拇指将眼睑往上翻，可察看上眼皮内有无异物；或者让宝宝向上看，用手按住下眼皮往下拉，可看下眼睑内有无异物。如有异物，可用棉棒蘸水将异物沾出。也可往眼里滴1~2滴眼药水，既可预防发炎，又可冲异物。

鼻腔入异物的急救方法

〖妈咪问询〗

洪女士到诊所咨询：儿子已经6个月大，不管抓到什么东西总喜欢往鼻子里塞。如果他不小心把东西塞进鼻子里该怎样处理才比较安全？

〖询情解答〗

有的宝宝在无意中将异物如豆类、纽扣、珠子、蜡笔、海绵等塞入鼻腔，遇到这种情况，要及时将异物取出。

〖护理方法〗

异物刚进入鼻腔，大多停留在鼻腔口，成人可自己压住另一侧鼻孔，用力擤鼻涕。已经能听懂大人的话，并且会擤鼻涕的宝宝也可用此法。但2～3岁宝宝不宜采用，否则很有可能将异物吸入。鼻腔异物，特别是圆形异物擤不出或已经进入鼻腔深处，切不可用镊子去夹，以免异物越陷越深，应立即送医院处理。

尖锐异物刺入或异物过大须送医院处理。

误服药品的急救方法

〖妈咪问询〗

黄女士到诊所咨询：儿子已经13个月大了，刚刚学会走路，非常喜欢到处走。家里总会有一些便药，虽然放在安全处，可万一被宝宝拿到误食该怎紧急处理才正确？

〖询情解答〗

如果家里药品摆放的位置不妥当，就有可能被宝宝误服。一旦出现这种情况爸爸妈咪首先是不能慌，要耐心询问宝宝，弄清他吃的是什么药物，千万不能打骂。

〖护理方法〗

如果错服的是一般药物，如维生素、健胃药、滋补药、保健药，由于这些药物副作用小，不必作特殊处理，只要多饮开水，让药物稀释排泄即可。

如果错服了具有一定的毒副作用的药物，妈咪应该迅速寻找错服药品的药瓶或说明书，弄清误服药品名称及药量，观察中毒表现，然后对症处理。倘若是解热镇痛药、镇咳化痰药、避孕药与催眠药、抗菌药等，用量过大均会产生不同程度的毒副反应，比如面色苍白、头晕昏睡，或者心慌、腹痛、烦躁不安等，这时应该果断地采取催吐法，促使药物迅速吐出，减少吸收；或者先灌服大量温开水或茶水，然后再进行催吐。这种方法适用于中毒后4～6小时，且意识清醒、年龄稍大、已有一定表述能力的宝宝。

如果是还不会说话或表述还不清楚的宝宝，不论是服安眠药、农药，还是上述情况，爸爸妈咪除尽可能冷静地在家庭应急处理外，还必须带上误服的药物或药品包装物，尽快将宝宝送往医院，作进一步救治。如果不知道是什么毒物，则应将呕吐物、残留物等带往医院，以便作毒物鉴定。

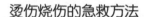

烫伤烧伤的急救方法

〖 妈咪问询 〗

蓝女士到诊所咨询：女儿刚刚学会走路，喜欢到处乱抓东西，家里的热水瓶都放在安全的地方。可昨晚大人一时疏忽，给她碰翻了杯子，水泼到了她的小手，幸亏水不热，没有烫伤。宝宝如果被开水烫伤先要怎样处理比较好？

〖 询情解答 〗

宝宝一旦发生烫伤，轻者留下疤痕，重者危及生命。由于宝宝肌体器官的发育尚不完全，即便受到轻微损害也会引起痛苦。如果烫伤占全身表面的5%以上，就会使身体发生重大损害。烫伤后局部血管扩张，血浆从伤处血管中渗透出来，使血液损失血浆而浓缩，血液循环受到影响，组织缺氧，后果严重。

〖 护理方法 〗

宝宝如果被烫伤，妈咪要保持冷静，并采用如下的急救措施进行急救。

烫伤后应立即把烫伤部位浸入洁净的冷水中。烫伤后愈早用冷水浸泡效果愈佳，水温越低效果越好，但不能低于6℃。用冷水浸泡时间一般应持续30分钟以上，这样经及时散热能减轻疼痛或烫伤程度。

烫伤不严重（指烫伤表皮发红但未起泡的1度烫伤），一般可在家中先作处理。用冷开水（或淡盐水）冲洗清洁创面。发生在四肢和躯干上的创面，可涂上紫草油或烫伤药膏，外用纱布包敷即可。烫伤病人，无论轻重最好是去医院处理为佳。

〖 温馨提示 〗

　　头、面、颈部的轻度烫伤，经过清洁创面涂药后不必包扎，以使创面裸露，与空气接触，可使创面保持干燥，加快创面复原。

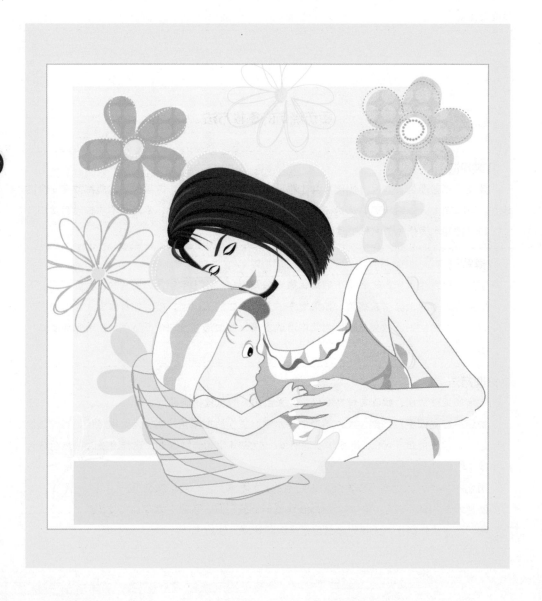

煤气中毒的急救方法

〖 妈咪问询 〗

袁女士到诊所咨询：家里用的是液化石油气，万一发生泄漏，会造成小宝宝意外中毒。该怎样处理才比较科学？

〖 询情解答 〗

如果发生煤气中毒，妈咪首先要冷静沉着，采取相应的急救措施。

〖 护理方法 〗

立即把宝宝抱到室外空气流通的地方，吸入新鲜空气，排出一氧化碳；但要注意保暖，最好将宝宝用衣、被等盖好。

如果宝宝的中毒症状较轻，可给他喝些热浓茶，这样不但可抑制恶心，而且有助于减轻头痛。头痛时可给服去痛片或APC，一般1～2小时即可恢复。

如果中毒的症状严重，有恶心、呕吐不止、神志不清或昏迷现象时，应立即送医院抢救，最好请救护车送到有高压氧舱设备的医院。如果拖延时间较长，昏迷的宝宝可能会受到不可逆的大脑损伤。护送途中要尽可能清除他口中的呕吐物或痰液，将头偏向一侧，以免呕吐物阻塞呼吸道引起窒息和吸入性肺炎。

如果宝宝呼吸不匀或微弱时，可进行口对口的人工呼吸进行抢救。

如果呼吸和心跳都已停止，可在现场做人工呼吸和胸外心脏按压，即使在送医院途中也要坚持抢救。

鼻出血的急救方法

〖 妈咪问询 〗

张女士到诊所咨询：儿子已经18个月了，家里的玩具不少，他喜欢拿着玩具扔来扔去。昨晚他拿着塑料小琴玩耍时不小心碰到鼻子，流了点血，还好很快就止住了。如果万一出血多，请问应该怎样处理才好？

〖 询情解答 〗

宝宝鼻出血时妈咪首先要镇静，不然会让宝宝更加紧张，从而加重鼻出血的症状。

〖护理方法〗

如果出血量少，先让宝宝坐下，用拇指和食指紧紧捏住宝宝两侧的鼻翼，压向鼻中隔部，一般压迫5～10分钟即能止住出血。

爸爸妈咪用这种方法止血时，应耐心安慰宝宝不要哭闹，并张大嘴呼吸，头不要过分后仰，以免血液流入喉咙中引起不适。

如果出血量较多，或者采用上面的方法依然不能止住出血，可用脱脂棉或干净的纸充填宝宝的鼻腔，同时在鼻梁或颈部两侧大血管处放上冷水浸湿的毛巾做冷敷也可以止血或减少鼻出血。

无论是什么原因引起的鼻出血，即便出血被止住了，也应该带宝宝去看医生，查明原因，防止再次出现鼻出血。

被宠物咬伤的急救方法

〖妈咪问询〗

傅女士到诊所咨询：小区里的不少邻居养有宠物，散步时都喜欢带着宠物出来玩。昨晚，2岁的女儿差点被小狗咬到。如果万一被宠物咬伤该怎样处理才好？

〖询情解答〗

有的家庭喜欢养小猫、小狗等宠物，宝宝天生喜欢小动物，与小动物一起玩要要知道，即使最温顺的猫、狗也会有恼怒的时候，宝宝一旦被猫、狗等宠物抓咬伤，妈咪就要紧急处理伤口，不仅要止血、止痛，最重要的是避免宝宝感染狂犬病毒。

〖护理方法〗

被宠物咬伤以后应该及时清洗伤口。首先用大量的肥皂水反复冲洗伤口，如果伤口较深，要想办法深入内部进行灌洗（如用注射器注水冲洗），尽量减少病毒的侵入。

妈咪要记住，伤口处理得越早，取得的效果越好。再就是不要包扎伤口，尽量让伤口暴露。对伤口初步处理之后，妈咪要立即带宝宝去医院治疗，注射狂犬疫苗。

家里如果有宝宝，最好是别养宠物或将宠物转送他人。

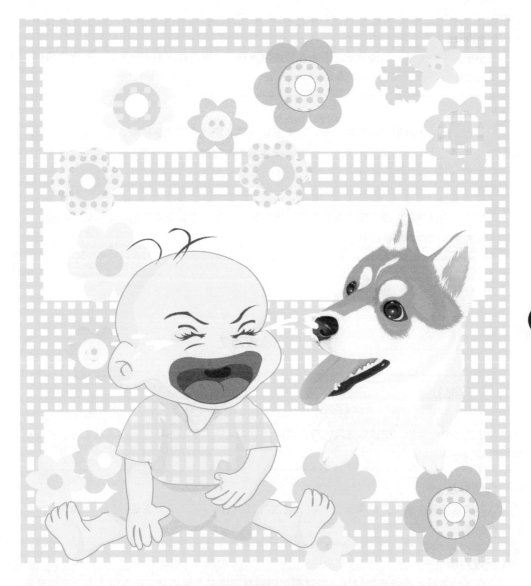

扭伤的急救方法

【妈咪问询】

　　刘女士到诊所咨询：小区里有一位3岁的小朋友在溜滑梯时不小心扭伤了手腕，送到医院诊救。自己的女儿也3岁了，比较淘气，喜欢蹦蹦跳跳。如果她不小心扭伤了，应该采用哪些救护方法才妥当？

小宝宝好奇心强，活泼好动，妈咪在照顾期间稍不注意就可能发生意外。一旦宝宝扭伤，妈咪不能掉以轻心，可先在家里进行简单的急救，然后再到医院看医生诊治。

〖 护理方法 〗

宝宝刚刚扭伤时要将扭伤处垫高，避免患处活动。切忌立即揉搓按摩。为了减轻肿胀，应在第一时间内用冷水或冰块冷敷约15分钟，然后用手帕或绷带扎紧扭伤部位。这不仅能保护和固定受伤关节，也可帮助减轻肿胀；还可就地取材用活血、散瘀、消肿的中药外敷包扎。

注意伤后48小时内不可对患部做热敷，1～2天后妈咪可在患处为宝宝进行按摩，促使血液循环加速，消退肿胀。由于扭伤常常伴有骨折和关节脱位，尤其宝宝容易发生桡骨头半脱位，所以当患儿疼痛日渐加重须去医院就诊。

骨折的急救方法

〖 妈咪问询 〗

肖女士到诊所咨询：儿子3岁了，上幼儿园小班。前天幼儿园里有一位小朋友不小心摔跤，造成手肘处骨折，被送往医院治疗。请问以后如果遇到这种情况，应该用什么方法护理比较好？

〖 询情解答 〗

如果宝宝发生意外造成骨折，必须及时拨打120急救电话，争取在最短的时间内送宝宝去医院处理。

〖 护理方法 〗

在等待急救人员赶来的时候，妈咪要密切观察宝宝是否因疼痛、出血过多而出现面色苍白、出冷汗、脉搏细弱、血压降低，甚至昏迷等休克的症状。这时候应把宝宝的头置于低位，并注意肢体的保暖。

有出血应立即止血处理。对于骨折处出血，在送宝宝去医院前可以先用干净的毛巾压住伤口。如果出血较严重，可用橡皮筋管、橡皮带缠绕骨折的肢体，以压迫止血。但要注意每隔30分钟左右放松一次，以免影响血液循环导致骨折的肢体缺血。

不要在创面上撒消炎粉、止血粉之类的药物，也不要在创面上覆盖不干净的棉布。止血后应在创面上盖上无菌纱布或未用过的毛巾，防止在运送的过程中创面受到污染。如果有骨的断端暴露在皮肤外，妈咪不要挪动它。

在送宝宝去医院的过程中，要注意动作的轻、稳，以免加重损伤。宝宝如果是四肢骨折，应找一块木板或书本将骨折两端固定；如果是腰部或胸背、肋骨骨折，应找一副担架，在担架上放一块木板，或直接用木板将宝宝送到医院，争取尽快诊治。切忌背着或抱着宝宝移动，否则可能会因骨折部位活动错位而损伤神经、血管，加重病情甚至危及宝宝的生命。

体温表滑入肛门的急救方法

〖 妈咪问询 〗

叶女士到诊所咨询：我女儿感冒，有点发烧，医生说采用肛门测量方式比较准确，但我担心体温表滑入肛门。请问在实际操作过程中应该怎样做才比较安全？

〖 询情解答 〗

有些爸爸妈咪在给宝宝测试肛温时，不用手托住，而是用尿布把体温表兜住；更有些粗心的爸爸妈咪在给宝宝测体温时把体温表一塞就走开了，结果宝宝坐起，致使体温表滑入肛门内。诸如此类把体温表滑入肛门的意外往往造成患儿哭闹不止，严重的还会引起肠穿孔和腹膜炎等严重后果。

〖 护理方法 〗

如果发生体温表滑入肛门，爸爸妈咪首先不要惊慌，更不要简单地用手去挖取，以防体温表越陷越深。而应立即让宝宝处于排便姿势，然后轻轻用右手按住宝宝的腹部，顺着肠子到肛门的方向，从右侧慢慢向左侧逐步地按压，这样有助于体温表从肛门口排出。如果体温表仍未排出，应立即送宝宝去医院，在X线透视下，确定体温表所在的位置，再采用腹壁挤压法处理，或者在直肠镜或乙状结肠镜直视下取出。

第五节　幼儿保健按摩

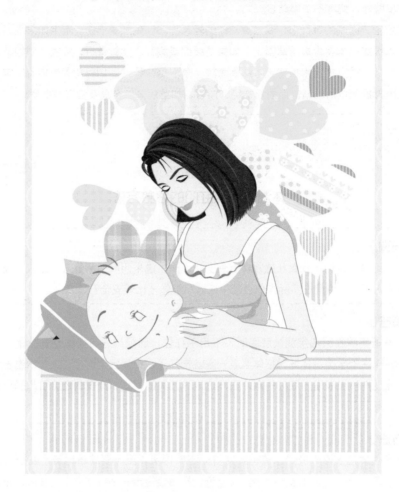

幼儿睡前的按摩保健

〖妈咪问询〗

　　戴女士到诊所咨询：儿子每晚睡觉前都比较好动，也比较难入睡。请问有什么方法帮助解决这个问题？

〖询情解答〗

　　在睡前5分钟为幼儿进行按摩，使宝宝从运动状态向静止状态过渡，能促使宝宝较快地入睡，提高睡眠质量，增强宝宝的体质。

〖护理方法〗

浴面：两手心搓热，再将掌心贴于宝宝脸上，上下按擦3次。

梳头：双手10个指头从前发际插入头发中，向后梳理至后发际3次。

推颈部：四指并拢，指腹和掌面反复斜探擦颈部3遍，两手交替进行。

按摩腹部：一手掌心紧贴腹部，另一手掌心按于前一手背上，以肚脐为中心，由里至外揉3圈，再由外至里揉3圈。

拍四肢：手呈空心掌，平稳而有节奏地拍打四肢。左手拍右上肢，右手拍左上肢（从肩至手部）各3次；左手拍左下肢，右手拍右下肢（从腿至脚腕）各3次。

柔术按摩治疗小儿营养不良

〖妈咪问询〗

何女士到诊所咨询：据朋友介绍，采用"柔术"给宝宝按摩，对改善其营养不良有帮助作用。请问这种做法是否真的有效？该怎样做才好？

〖询情解答〗

小儿营养不良是小儿消化吸收功能长期障碍所引起的一种慢性营养缺乏症，中医称为"疳证"，多发生于3岁以下的婴幼儿。

柔术按摩配合中医的捏脊疗法对婴幼儿慢性营养缺乏症是非常有效的。

〖护理方法〗

按摩时，患儿俯卧，暴露脊背，妈咪先以一手拇指指腹于其脊背轻轻按揉2～3遍，然后再以双手拇指指腹依次从大椎穴起，自上而下沿脊椎直推至长强穴，反复2～3遍。继而双手相向，食指屈曲分抵于其脊椎两侧，再用双手食指中节指背与拇指指端螺纹面轻抵皮肤，自长强穴起将皮肤脂肪层捏起，双手同时或交替边捏边推至大椎穴，连续推6次，直到皮肤发红为止。

注意在推提5～6次后，应每捏3次再用隐力将脊背皮肤提起一下（即捏三提一法）。捏脊完后，以双手拇指指腹在肾俞穴部位向左右各推压2～3次；再让患儿改仰卧位，用一手掌在其上腹部施以掌摩法5分钟，再以肚脐为中心，用一手鱼际作逆时针方向按揉3分钟，最后以一手拇指指端螺纹面依次按揉双侧足三里穴各2分钟，结束。

参考文献

[1] 周忠蜀主编.健康宝宝养育全书．北京：北京理工大学出版社，2008．

[2] 金海豚婴幼儿早教课题组编．0-6岁育儿知识百科．北京：中国人口出版社，2007．

[3] 崔绍珍主编．育儿一本通．北京：中国人口出版社，2007．

[4] 马悦凌著．父母是孩子最好的医生．南京：江苏文艺出版社，2008．

[5] 杨丹宇编著．宝宝的头12个月．赤峰：内蒙古科学技术出版社，2006．

[6] 杨群宇，杨丹宇编著．婴幼儿的科学喂养．赤峰：内蒙古科学技术出版社，2006．

[7] 秦瑞利主编．婴幼儿喂养百科．北京：中国纺织出版社，2006．

[8] 纪向虹，戚红主编．妊娠分娩育儿．青岛：青岛出版社，2006．

[9] 金海豚婴幼儿早教课题组编．实用宝宝安全保健手册．呼和浩特：内蒙古人民出版社，2005．

[10] 耶和迪·戈登博士（英国)著，曹玮等译．妊娠分娩育儿全书．北京：中国人口出版社，2009．

[11] 良石主编．孕产育儿宝典．北京：北京科学技术出版社，2006．

[12] 西木编著．孕产育儿宝典．北京：中国人口出版社，2005．

[13] 朱复融主编．婴幼儿健康药膳．广州：广州出版社，2004．

[14] 郎景和主编．育儿经典全书．长春：吉林科学技术出版社，2009．